MW01073646

# EL EFECTO BIOFILIA

Clemens G. Arvay

# El efecto Biofilia

## El poder curativo
## de los árboles y las plantas

URANO

Argentina – Chile – Colombia – España
Estados Unidos – México – Perú – Uruguay – Venezuela

Título original: *Der Biophilia-Effekt – Heilung aus dem Wald*
Editor original: edition a, Viena
Traducción: Mª Isabel Romero Reche

1ª edición Mayo 2016

ISBN: 978-84-7953-943-6
E-ISBN: 978-84-9944-974-6
Depósito legal: B-9.836-2016

Fotocomposición: Ediciones Urano, S.A.U.
Impreso por Rodesa, S.A. – Polígono Industrial San Miguel
Parcelas E7–E8 – 31132 Villatuerta (Navarra)

Impreso en España – *Printed in Spain*

# Índice

# LA NATURALEZA Y EL INCONSCIENTE HUMANO

# LA NATURALEZA: MÉDICO Y PSICOTERAPEUTA

# PRÓLOGO DE RUEDIGER DAHLKE

## ¡Biofilia!

Pocas veces una lectura resulta tan sorprendente, instructiva y grata como la de este maravilloso libro. De forma inesperada, Clemens Arvay ha consolidado científicamente muchas corazonadas que he tenido en la vida. Antes dormía a menudo en el exterior, si no en el bosque, al menos en la terraza; he escrito gran parte de mis libros al aire libre rodeado de plantas y siempre dejo vagar la mirada por el verde cuando mi mente hace una pausa en el curso de los pensamientos. En Bali me gusta el salón de mi casa, que en realidad es el jardín, con plantas tropicales divinas, acogedor y situado en plena naturaleza. *TamanGa* (*Taman* en Gamlitz), el nombre del centro que hemos fundado en la región austriaca de Südsteiermark, significa «jardín» en indonesio. Siempre quise ser jardinero y a menudo he tenido la convicción de que la floresta puede curar. Lo presentía, lo saboreaba en forma de batidos vegetales, y ahora lo corrobora también la ciencia. Esto me alegra profundamente y quiero manifestar mi agradecimiento a Clemens Arvay por su labor de divulgación de tantos y tan fabulosos efectos de las plantas, aunando su minuciosidad científica y competencia como biólogo con una gran sensibilidad.

Cuando en 1984 el mundo no solo no desapareció, sino que en *Science*, una de las revistas científicas más prestigiosas, aparecía un estudio del profesor Roger Ulrich, percibí de forma intuitiva, ya siendo un joven médico de treinta y tres años, lo acertado que estaba Ulrich y lo erradas que estaban nuestras clínicas. Ulrich demostraba que el mero hecho de mirar el verde de los árboles por la ventana desde la habitación de un hospital aceleraba claramente la curación tras cualquier operación. El estudio satisfacía todos los imperativos científicos, por lo que sus resultados eran significativos. Así que Ulrich siguió investigando. Los pacientes del «grupo árbol» pidieron muchos menos analgésicos tras ser intervenidos quirúrgicamente y, en caso de necesitarlos, eran más suaves y su efecto más prolongado, ya que también disminuían las complicaciones durante el posoperatorio.

Incluso la presencia de una planta en una habitación ayuda a recuperar la salud después de las operaciones y reduce la necesidad de analgésicos. Pero en nuestras clínicas están prohibidas, naturalmente, por razones de higiene. El profesor Ulrich demostraba asimismo que hasta los documentales y las fotografías de la naturaleza ejercen un efecto beneficioso sobre los enfermos y alivian el dolor.

El personal clínico de todo el mundo ha recogido observaciones semejantes, y sobre todo en las clínicas geriátricas. Cuando estos pacientes pueden salir al jardín necesitan menos analgésicos y antidepresivos. Y, a pesar de todo, nuestros achacosos hospitales se siguen aferrando a viejos esquemas con argumentos absurdos.

No obstante, tal como expone el autor de este libro de una manera tan afortunada, es esperanzador que existan incluso médicos como el profesor Qing Li, expertos en medicina del bosque. Me consternaba la idea de que los trabajos de Ulrich pudieran pasar desapercibidos, dado que el eje actual de la medicina facultativa está orientado casi por completo a optimizar los beneficios económicos de las grandes farmacéuticas. Sin embargo, el profesor Li consiguió demostrar, con análisis de orina, que el aire puro reduce de forma duradera el cortisol y la adrenalina, las hormonas del estrés. Un día en el bosque reducía la secreción de adrenalina casi en un 30 %, en el caso de los hombres; y el segundo día llegaba incluso a un 35 %. En cuanto a las mujeres, el primer día descendió más de un 50 %, y el segundo día más del 75 %, comparado con los valores iniciales. ¿Qué psicotrópicos causan efectos semejantes? A modo de comparación, un paseo por la ciudad, en cambio, no aporta nada positivo.

Además, entretanto, se ha constatado que la atmósfera del bosque activa el nervio vago, impulsor del sosiego y la regeneración.

Responsable de la relajación y la recarga de nuestras reservas físicas y anímicas, representa el polo femenino arquetípico del sistema nervioso vegetativo.

Los científicos japoneses que investigan la terapia tradicional propia de su país, conocida como *shinrin-yoku* o baño de bosque, parten de la idea de que al actuar sobre el sistema nervioso intestinal y las hormonas del estrés el efecto de apaciguamiento sucede tanto a través del plano anímico como a través de los llamados terpenos, utilizados por las plantas para comunicarse.

Personalmente, hasta la fecha había considerado factibles las capacidades comunicativas de las plantas, aunque solo en un sentido espiritual. De hecho, hace algunos años nuestro jardinero en TamanGa, Paul Brenner, ya relataba que él y su mujer, Gerti, se comunicaban conscientemente con estos seres vegetales; estaba convencido de que las plantas cultivadas sabían igualmente cuáles eran las necesidades de ambos, y sin duda alguna le creí. En este sentido, el trabajo en la huerta y una buena relación con los frutales y las hortalizas sería un paso fundamental para obtener alimentos más saludables y ricos en nutrientes. Asimismo, observar la satisfacción que les deparaba el trabajo con las plantas en los jardines de TamanGa y la buena salud de la que ambos gozaban, hizo despertar en mi interior la actitud científica del médico escéptico.

Aunque en realidad ya había tenido ocasión de comprobar en la campiña escocesa de Findhorn que, a pesar de un suelo pobre y arenoso muy poco apropiado, allí se daban frutos inusualmente grandes y hermosos sencillamente porque aquellas plantas se comunicaban con las *devas*, los «espíritus de las plantas».

Cuando le pregunté a un chamán y curandero peruano cómo sabía que era preciso mezclar un psicotrópico de efecto alcaloide, como la chacruna, con un inhibidor de la monoaminaoxidasa (IMAO), como la ayahuasca, para evitar la degradación de la primera en el estómago, me dijo espontánea y abiertamente que se lo había preguntado a las plantas. Más adelante, cuando me envió a la selva en busca de plantas sagradas para mi viaje, me aseguró que estas me llamarían. Pero no hablaron conmigo, como ya sospechaba.

Gracias a este libro sobre el efecto Biofilia, ahora al menos tengo pruebas de que las plantas se comunican a través de feromonas, es decir, sustancias aromáticas, así como por los crujidos de sus raíces, inaudibles para el oído humano; también sé ahora que un bosque es un ser vivo que se comunica entre sí ininterrumpidamente y donde todo está interrelacionado. A menudo rememoro con retrospectiva la experiencia en la selva: ¿qué planta inteligente hablará ya con los médicos, de acuerdo a una base científica?

Desde hace mucho tiempo sabemos que los seres vivos son capaces de ejercer un efecto sanador por sí mismos. De hecho, Paracelso ya decía que la compañía y el amor eran remedios primordiales para los seres humanos. Personalmente, también he podido corroborar la capacidad de los animales para curar, gracias a nuestra gata *Lola*, que «trabajaba» con nosotros en la sala de espera: siempre iba a sentarse junto a la zona enferma de los pacientes y, una vez allí, ronroneaba con fuerza. Asimismo, el profesor estadounidense James Lynch ha demostrado científicamente que los perros resultan de gran utilidad terapéutica para los pacientes hipertensos.

Que nuestro ser vivo «bosque» posea capacidad para comunicarse lo sabemos gracias a un grupo de científicos coreanos y japoneses. Estos han aportado pruebas de que los paseos por el bosque y sobre todo el contacto vivencial con la naturaleza hacían disminuir la presión sanguínea y reducían la frecuencia cardiaca. Por el contrario, el contacto vivencial con la ciudad provoca más bien un aumento de la presión sanguínea. Este libro nos brinda las explicaciones al respecto.

Pero la serie de prodigios comprobados científicamente no acaba aquí. El efecto curativo de la energía verde, de la que Hildegard von Bingen era una auténtica entusiasta en su tiempo, ahora surge a la luz de la investigación moderna. Está demostrado que las estancias en el bosque fortalecen nuestro sistema inmunitario, lo que se deduce del aumento de los llamados linfocitos citolíticos naturales («células asesinas»), siendo incluso más activos en este entorno.

En naturopatía se sabe, hace ya una eternidad, que las plantas curan. Asimismo, desde hace seis años estamos viendo con la *peace-food* que la alimentación integral a base de hortalizas puede mejorar innumerables cuadros clínicos considerados hasta muy graves, como el cáncer y los trastornos cardiacos, y en ciertos casos hasta curarlos. Pero que nos ayuden a sanar por sí solas, sin necesidad de ingerirlas, es una primicia que he acogido con entusiasmo tras leer a Clemens Arvay, aunque sin duda en la aromaterapia ya se daba por sentado.

Arvay aporta pruebas de esta comunicación biológica y curativa en varios planos, como es el del inconsciente o el del sistema inmunitario. Las plantas se entienden con nosotros a través de moléculas.

Una vez hasta tuve ocasión de experimentarlo, aunque en aquel momento no lo comprendí. Antes de las fiestas de Navidad tenía la costumbre de desplantar nuestros árboles con la intención de devolverlos a la tierra después. Sin embargo, una vez cogí uno con dos troncos que nadie quería. No llevaba ni un año plantado en nuestro jardín cuando me llevé la sorpresa de que uno de los troncos, hasta entonces del mismo grosor, se torcía lateralmente convirtiéndose en una rama. La cuestión relativa a cómo las células habían participado en aquella bifurcación de dos metros, teniendo en cuenta que un abeto suele tener solo un tronco y que además este había preferido ladearse para acabar siendo una rama, es algo que nunca ha dejado de inquietarme después. Una posibilidad era pensar en los campos morfogenéticos aquí o allá; pero, aun así, según mis ideas de entonces, las plantas no podían ver. Ahora sé que son capaces de oler a su manera, cosa que hacen sin nariz siquiera. Así es como las plantas se avisan entre sí ante la llegada de enemigos y producen los anticuerpos más adecuados en función del tipo de agresor. Incluso llaman a su lado a otros animales en su defensa que puedan devorar a los agresores, como veremos en este libro.

El libro de Clemens Arvay atesora sin duda los misterios más sorprendentes. El lector entra en contacto con la terapia del bosque y se entera de que las copas de los árboles son centrales emisoras, que el aire puro contiene «terpenos anticancerígenos», fortalecedores del sistema inmunitario, y que respirar allí tiene el efecto de un elixir curativo. La idea de que un solo día en una zona boscosa redunde en el aumento de un 40 % más de linfocitos citolíticos naturales en la sangre de media, dejará a cualquier médico desconcertado, puesto que no se tienen noticias de ningún recurso que consiga semejantes resultados. Quien pasa dos días seguidos en un bosque puede hacer aumentar sus linfocitos citolíticos en más de un 50 %. Estar un solo día en el bosque basta para tener, durante otros siete, más linfocitos citolíticos que antes en la sangre. Tras unas breves «vacaciones campestres» de dos o tres días, el número de linfocitos citolíticos continúa siendo elevado incluso un mes entero. Cuando pienso en todo cuanto son capaces de conseguir los linfocitos citolíticos naturales, y que además la terapia del bosque no solo eleva su número sino también su rendimiento en más de un 50 %, sencillamente me parece increíble. Al resultar fortalecidas por la acción de la floresta, pueden mantener alejados a más virus de nuestro organismo, evitar con más eficiencia la aparición del cáncer y combatir los tumores que ya se hayan formado. Ante todo esto, solo se me ocurre evocar la «magia del bosque» y me resulta muy grato escribir estas líneas desde mi pequeño bosque tropical.

Tal como se demuestra científicamente, el aire puro es, en definitiva, un remedio fabuloso y también el más natural que conocemos. Así que nadie debería sorprenderse cuando los investigadores japoneses aportan pruebas de que en las zonas boscosas muere menos gente de cáncer.

En el libro de Arvay también se describe con mucho acierto cómo nuestra psique está conectada estrechamente con nuestro sistema inmunitario y de qué forma actúa sobre este, como ya se demostró hace tiempo. En psicoterapia trabajamos desde hace tiempo la influencia que la fantasía y las imágenes de nuestro mundo anímico ejercen sobre el sistema inmunitario para explorar la sombra; no obstante, en el futuro sería oportuno dejar esta tarea en manos del bosque, reconociendo como psicoterapeuta a la Madre Naturaleza.

El autor expone además otras muchas bondades de las plantas y los paisajes naturales, que, sin duda, exceden el propósito de un prólogo. Así ha surgido también un libro singular de terapia natural con numerosos consejos y ejercicios, todos ellos valiosos. Al mirar hacia atrás todavía me conmueve haber fundado el centro de terapias curativas de Johanniskirchen en Rottal, la región más boscosa de toda Alemania; y también el de TamanGa, en la Toscana de Estiria, donde el paisaje natural y los cultivos se entrelazan de modo singular. Esta lectura ha acrecentado aún más mis deseos de tener una casita en un árbol.

Este libro debería revolucionar la medicina, como personalmente esperaba que sucediera con el mío de *peace-food*. Sin embargo, en su camino se opone el poder de los consorcios que controlan la medicina, la política y los medios de comunicación. Aun así, gracias a sus innumerables lectores, *peace-food* ha llegado a muchas personas que hoy están labrando sus propios campos. Para comer bien, no se necesitan profesores de medicina, sino ante todo comida integral y vegetariana saludable; ni tampoco que un médico de cabecera nos recete los terpenos del aire del bosque. Basta con decidir dar un buen paseo por la floresta. Estoy convencido de que cuanto menos nos ocupemos de los alcaloides estrictamente (patentables y, por tanto, interesantes para la industria farmacéutica) y más de la planta en sí, los terpenos solo serán la primera revelación entre muchas otras que todavía siguen ocultas en el aire del bosque. Uno de los pilares de mi último trabajo titulado «Geheimnis der Lebensenergie» [Secreto de la energía vital] se sustenta en confirmar que el todo siempre es más que la suma de sus partes. La energía vital del bosque como tal nos fortalece. También en algún momento será posible medir que la permanencia en un entorno salvaje es más saludable que uno poblado solo de píceas de criadero.

Y, en otro momento, reconocemos una vez más que la Madre Naturaleza hace las cosas bien, que solo tenemos que escucharla e ir en su búsqueda. Pero lo más fabuloso es que siempre está ahí para nosotros; no cuesta nada y nos brinda grandes dádivas. Es el mejor médico, extremadamente juiciosa como pocos, de orientación holística, hermosa y además capaz de obrar milagros.

¡Le deseo a este libro tanto éxito como árboles hay en los bosques y otros seres sutiles sobre la capa de la Tierra!

Ruediger Dahlke, TamanGa, marzo de 2015.
www.dahlke.at

**Dr. Ruediger Dahlke**

Trabaja como médico desde hace 38 años, director de seminarios e instructor. Ha escrito numerosos superventas sobre temas relacionados con la salud y es el fundador de la psicosomática integral.

# EL EFECTO BIOFILIA

Tenemos raíces y desde luego
no han crecido en el cemento

«Este es mi *árbol del talento*, como yo lo llamo —decía Michael Jackson—. «Porque me inspira.» El rey del pop hacía un recorrido por su propiedad con un periodista de la cadena británica *ITV2*. Michael Jackson prosiguió: «En general me gusta subirme a los árboles, pero este es mi predilecto. Trepo hasta arriba y desde allí dirijo la mirada hacia sus ramas. ¡Me encanta la vista! Me brinda tantas ideas… En este árbol he escrito muchas de mis canciones. *Heal the World* surgió en este árbol, *Will You be there*, *Black or White*, *Childhood* y muchas otras». El cantante estaba entusiasmado mientras decía esto.

El reportero miraba escéptico hacia la parte alta del imponente árbol y le preguntó incrédulo: «¿Está diciendo en serio que se sube a este árbol?»

Michael Jackson señaló hacia la copa y dijo: «Las ramas tienen diferentes funciones. Aquella robusta y horizontal de allí es como una especie de asiento». Acto seguido, echó a correr y empezó a trepar por aquel árbol, sonriente, con la ligereza de un niño. Cuando llegó arriba se acomodó y extendió la vista sobre el parque y sobre las robustas ramas situadas por debajo de él. Estaba meditabundo.[1]

Ciertamente, aquel vetusto árbol de corteza áspera le había servido de inspiración para escribir algunos de los éxitos musicales más conocidos de nuestra época. Michael Jackson se sentía cautivado por la naturaleza, le daba alas; algo en su interior anhelaba el contacto con los árboles.

Andreas Danzer, músico, periodista e hijo del cantante austriaco Georg Danzer, también conoce por experiencia la fuerza inspiradora de la naturaleza. De su infancia en España ha conservado en su recuerdo un lugar en la costa donde solía buscar refugio. Desde un acantilado junto al mar podía ver la tierra firme marroquí al otro lado de las aguas. «Me sentaba allí cuando necesitaba tranquilidad o cuando caía en una crisis. La gigantesca pared rocosa caía a pico hasta el mar.» Todavía hoy Andreas rescata a veces del recuerdo aquel escenario de su infancia, «igual que otros respiran hondo o cuentan hasta diez para superar un momento de estrés». Es capaz de recordar cada detalle del acantilado. Eso le ayuda siempre.

Cuando Andreas Danzer enfermó en el año 2011, la energía sanadora de la naturaleza acudió en su auxilio. Estuvo medio año en el hospital a causa de una tuberculosis pulmonar. Al principio no le daban permiso para abandonar su habitación y, además, tampoco podía porque estaba demasiado débil. Pero poco después empezó a caminar por una zona natural cercana con el consentimiento de los médicos. Acostumbraba a sentarse sobre un viejo tocón en el lindero del bosque. «Siempre había una familia de ciervos —dijo—. Al principio se quedaban a una distancia prudente, pero al cabo de una o dos semanas habían aceptado mi presencia y se acercaban. Sentado allí entre ellos me sentía como Dian Fossey

---

1 Entrevista con Michael Jackson, emitida por ITV2: www.youtube.com/watch?v=e6J7aQ4ptSI

en *Gorilas en la niebla*. Andrea notaba que, a pesar de la enfermedad, cada vez que iba al bosque a visitar a la familia de ciervos se sentía menos abatido. «Recobraba la esperanza y generaba fuerzas renovadas para superar la enfermedad. Los animales y el bosque en sí me fascinaban; y le prestaba menos atención a determinados síntomas físicos. A mis pulmones le sentaba bien el aire fresco y, después de estar postrado en una cama una temporada, el movimiento me ayudó a recuperar músculo. Cuando subía a la montaña para llegar a mi sitio, sudaba y con ello eliminaba las toxinas de los medicamentos, por lo que también disminuyeron los efectos secundarios. Conforme recuperaba las fuerzas físicas y anímicas surgió una relación entre la familia de los ciervos y yo.»

Andreas Danzer se vio propiamente como parte de la naturaleza y del gran ciclo de la vida. Está convencido de que «cada persona siente en su interior la pulsión de acercarse a la naturaleza. Tenemos raíces y definitivamente no se desarrollan en el asfalto».

A este anhelo del hombre por convivir con la naturaleza, Erich Fromm, el psicoterapeuta y filósofo que vivió entre 1900 y 1980, lo llamó *biofilia*. Es el amor del ser humano por la naturaleza, por lo viviente. El concepto *biofilia* es originario del griego y significa literalmente «amor a la vida».

Tras la muerte de Erich Fromm, el biólogo evolucionista Edward O. Wilson, profesor de la Universidad de Harvard, volvió a emplear este concepto para plantear la *hipótesis biofilia*. Wilson se refirió a la «necesidad del hombre de conectarse con el resto de seres vivos». Se trata de nuestro vínculo con la naturaleza, del resultado de un largo proceso evolutivo de millones de años. El hombre proviene de la naturaleza, se ha desarrollado en su seno y en interacción con esta. Por eso debemos contemplarlo como parte de esta, al igual que el resto de formas de vida. Sobre nosotros actúa la misma fuerza vital a la que están sujetos los animales y las plantas. Somos parte de la red de la vida, de la «Web of Life», tal como lo formulaba Edward O. Wilson.

El efecto Biofilia aparece cuando nos conectamos con nuestras raíces y estas no han crecido en el asfalto, como tan oportunamente señala Andreas Danzer. El efecto Biofilia alude a la experiencia con la naturaleza y el medio salvaje, significa belleza natural y estética, desapego y curación. De eso trata este libro.

# LO QUE HILDEGARD VON BINGEN NO PODÍA SABER

Cómo se comunican las plantas con
nuestro sistema inmunitario,
preservando así nuestra salud

*Hay una energía que emana de la eternidad, y es verde.*
Hildegard von Bingen, (1098-1179)»[2]

En el siglo xii la monja benedictina Hildegard von Bingen recogió
por escrito sus conocimientos sobre los efectos beneficiosos de las
plantas silvestres. Novecientos años después su nombre sigue estrechamente vinculado al arte de curar con la ayuda de plantas
medicinales. Esta erudita llamó «energía verde» al poder que actúa
sobre estas y el resto de los seres vivos. Al igual que los campesinos
de la Edad Media, de quienes seguramente recibió gran parte de su
saber, Hildegard von Bingen también era una buena conocedora
del lazo sanador que une al ser humano con la naturaleza. En la
actualidad, la ciencia ha descubierto detalles y hechos impresionantes que ella ni siquiera imaginó concebir en sus audaces

---

2. *Das große Buch der Hildegard von Bingen - bewährtes Heilwissen für Gesund-
heit und Wohlbefinden*, pág. 35, Komet Verlag, Colonia, 2011.

visiones nocturnas: las plantas, que tanto entusiasmo le inspiraban, no solo ejercen un influjo sobre nosotros a través de sus componentes. Las suposiciones de Hildegard von Bingen hoy son esclarecidas por la ciencia moderna, siendo desplazadas del reino de lo misterioso con una sólida base científica.

> Las plantas se comunican directamente con nuestro sistema inmunitario y con el inconsciente sin necesidad de tocarlas y mucho menos ingerirlas. Esta fascinante interacción entre el ser humano y las plantas, que ahora la ciencia empieza a comprender poco a poco, es de gran importancia para la medicina y la psicoterapia. Además de que nos mantiene física y mentalmente sanos, previene contra las enfermedades. En el futuro, acompañarse de plantas desempeñará necesariamente un importante papel en el tratamiento de las enfermedades físicas y psíquicas. No podrá existir ninguna clínica sin jardín o sin acceso a prados y bosques, tampoco poblaciones sin zonas naturales ni ciudades donde no haya naturaleza.

Para que las plantas nos curen no es preciso prepararlas en infusiones, ungüentos, esencias, extractos, aceites, aromas, ni tampoco en gotas o en pastillas. Nos sanan a través de una forma de comunicación biológica que entiende nuestro sistema inmunitario y nuestro inconsciente. Seguramente la buena de Hildegard se hubiera sentido desbordada tan solo de pensarlo. Claro que, en relación a nosotros, ella tenía un gran inconveniente: no vivía en la época de las neurociencias, la biología molecular y la inmunología.

En este capítulo, la comunicación de las plantas con el sistema inmunitario se sitúa en primer plano. Y nuestro inconsciente le seguirá un poco después en este libro.

# El susurro de las hojas — ¿Tienen las plantas la capacidad de comunicarse?

*Las plantas establecen alianzas y se comunican entre sí.*

Florianne Koechlin, bióloga y periodista científica[3]

Cuando empecé a escribir este libro publiqué en Facebook algunas líneas y fragmentos que usted acaba de leer con objeto de evaluar la reacción de los lectores. Además del interés y la curiosidad de algunos, otros me transmitieron su escepticismo. Un usuario llamado Hanspeter, que había leído mis primeros libros, dio sus conjeturas sobre el contenido de este y apuntó el siguiente comentario:

«¡Eh…! Es evidente que este libro no es tuyo, ¿verdad? ¿Acaso me he perdido algo? No; no quiero leer un libro donde se afirma que las plantas se comunican con mi sistema inmunitario o mi inconsciente sin la intervención del tacto. Eso es charlatanería esotérica y no merece la pena prestarle la menor atención.»

En absoluto. Hanspeter está muy equivocado en su forma de pensar, puesto que me he limitado a basarme en hechos científicos. Y, en cualquier caso, merecen ser tomados en consideración, porque podrían revolucionar por completo nuestro sistema de salud.

En Facebook se produjo un encendido debate entre los usuarios y en un intervalo de tan solo dos horas se acumularon casi doscientos comentarios. Prácticamente cada segundo alguien clicaba un «Me gusta». La mayoría no tenía problemas con el concepto de la comunicación en las plantas. Pero Hanspeter y un puñado de lectores sensibles se indignaron. Su argumento: alguien que afirme que las plantas pueden comunicarse entre sí o con el ser humano, o bien era poco serio e ingenuo, o bien pretendía hacerse

---

3. *Ökologie und Landbau 4/2012*, pág. 36, Stiftung Ökologie und Landbau, Bad Dürkheim, 2012.

publicidad para llamar la atención de los medios de comunicación. Sin embargo, el asunto no va por ahí.

Quizás Hanspeter y sus hostiles camaradas fueran presa de un equívoco sustancial fácilmente comprensible y que nadie puede reprocharles, pues en la vida cotidiana solemos emplear el concepto «comunicación» para referirnos a una conversación entre personas. Hablamos unos con otros, escribimos correos electrónicos y cartas e incluso de vez en cuando nos permitimos disfrutar de un poco de charla superficial en la acera. Con estos precedentes, no hay de qué extrañarse: si entendemos por comunicación esta única forma de intercambio social entre las personas a través del lenguaje, evidentemente sería una auténtica osadía afirmar que las plantas tienen capacidad de comunicarse. Por otro lado, es probable que Hanspeter no hubiera replicado si yo hubiese escrito que los perros o los gatos pueden comunicarse entre sí y, además, con nosotros, las personas. El gato y el perro no dominan nuestro lenguaje, obviamente, pero casi siempre encuentran un medio o alguna vía para transmitir sus necesidades y estados de ánimo. Esta comunicación no verbal está ya muy perfeccionada, como sin duda corroborarán los dueños de muchos perros y gatos.

En cambio, todo cuanto cabe imaginar sobre los animales, parece imposible cuando es extrapolado a las plantas. Estas no poseen un lenguaje verbal ni tampoco órganos fonadores con los cuales emitir sonidos, como hacen los perros. No tienen ojos que puedan sostener una mirada triste y desgarradora ni disponen de ninguna capacidad gestual que pueda interpretarse como tal. En efecto, la mayoría de las plantas ni siquiera tiene en la capacidad de realizar un tipo de movimiento activo y por norma general permanecen arraigadas para siempre en el lugar donde se plantaron. ¿Quién podría reprocharle a Hanspeter juzgar poco serio que alguien hable sobre la comunicación de las plantas, nada menos?

Este problema surge sencillamente porque entendemos por comunicación un proceso de entrada restringido al lenguaje de todos los días. Deberíamos cambiar de paradigma con objeto de poder comprender el mundo en toda su complejidad. La comunicación es algo mucho más complejo que hablar unos con otros o mover la cola, por seguir con el ejemplo del perro. En un destacado diccionario de psicología se define la comunicación como la transmisión de información entre un emisor y un receptor.[4] Aquí hay muy poco que explicar: uno emite información y el otro la recibe y la descifra. Pues bien, las plantas dominan este proceso francamente bien. Son verdaderas maestras en la tarea de enviar, recibir y descifrar información. Eso las convierte en maestras de la comunicación.

Para que el proceso comunicativo funcione, la información debe estar codificada de algún modo. Nosotros, los seres humanos, por ejemplo, recurrimos al lenguaje. Determinadas palabras poseen determinados significados. Y sobre estos significados estamos de acuerdo, al menos lo suficiente para que, en la vida cotidiana, la comunicación verbal funcione. Ahora bien, la información que nos enviamos unos a otros no siempre está codificada de igual modo. Un ordenador, por ejemplo, se comunica con otro mediante series interminables de ceros y unos. Pero ¿y nuestras compañeras verdes? ¿Cómo lo hacen?

Las plantas se comunican entre sí a través de sustancias químicas, igual que los insectos. Envían moléculas de estas sustancias, es decir, diminutas unidades químicas que se componen de átomos. Estas sustancias pueden equipararse con el lenguaje humano. Pues, al igual que nuestras palabras, llevan consigo al mundo de las plantas determinados significados y por tanto información. Son «palabras vegetales». La planta que suelta una de estas moléculas es el

4. Hartmut Häcker, Kurt-Hermann Stampf y Friedrich Dorsch, *Psychologisches Wörterbuch*, Hans Huber Verlag, Berna, 2014.

emisor. A su vez, la que recibe la molécula y la comprende es el receptor. «Comprender» significa, en este caso, que la planta sabe hacer algo con el mensaje. Sabe a qué alude y por eso tendrá una reacción adecuada. Estos procesos cumplen todos los criterios que establece la definición de «comunicación».

Estas sustancias no se escapan de las plantas porque sí. Las plantas desprenden sus moléculas comunicativas con un objetivo final y no de manera incontrolada. Veamos un ejemplo clásico: cuando reciben un ataque de parásitos, muchas plantas emiten sustancias para alertar a otras plantas vecinas. Esas sustancias llevan la información «cuidado, enemigo voraz», así como otros datos más exactos acerca de estos, como veremos enseguida. Sin apenas entablar contacto con estos parásitos, las plantas de la vecindad, que ya han recibido el mensaje de alarma, crean, por precaución, sustancias de defensa contra los parásitos correspondientes. En consecuencia, su sistema inmunitario reacciona al mensaje activándolo. Pero esto no basta. Las mismas moléculas de comunicación no solo alarman a otras plantas, sino que también atraen a los enemigos naturales de los parásitos. Estos organismos útiles se acercan entonces a darse una comilona de parásitos. Las plantas no solo se comunican entre sí de esta manera, sino también con los animales. Más aún: sus mensajes químicos contienen incluso información sobre la especie del atacante y la dimensión de la plaga, de modo que los receptores del mensaje saben a qué atenerse. Otras plantas producen exactamente las sustancias defensivas que se necesitan en una situación de estas características y, por su parte, el ejército de organismos útiles reúne sus tropas para actuar de acuerdo con las necesidades de las «plantas en apuros».

«Las plantas pueden enviar e intercambiar informaciones inmensamente complejas a través de los olores», declaraba a la revista *Spiegel*[5] Wilhelm Boland, profesor de química orgánica en la

---

5. *Die Pflanzenflüsterer, Der Spiegel* 26/2006, Hamburgo, 2006.

Universidad de Karlsruhe y de ecología química en el Instituto Max-Planck. «Esperamos poder descifrar este lenguaje», decía este profesor de Karlsruhe, al que le entusiasma en particular «no solo que las plantas digan estoy herida, sino que además digan con gran exactitud quien las ha herido». La bióloga, química y periodista científica suiza Florianne Koechlin ponía en cifras la comunicación de las plantas en una entrevista para la publicación especializada *Ökologie und Landbau*: «Conocemos unos 2.000 vocablos de sustancias aromáticas procedentes de 900 familias de plantas».[6] Esto lleva a pensar que la ciencia está en condiciones de descifrar un sinfín de vocablos más. La mayor parte de estas «palabras» químicas pertenecen al grupo de compuestos de los terpenos. Se trata de un grupo muy amplio de compuestos vegetales secundarios con casi 40.000 representantes,[7] que desempeñan un gran número de funciones diferentes. Los terpenos se encuentran, además, en los aceites volátiles de las plantas. Y, a veces, también son visibles: tal vez haya tenido ocasión de apreciar alguna vez un vaho azulado sobre los bosques cuando el tiempo es caluroso. Cuando hace calor los árboles evitan así la radiación solar. No obstante, las plantas no solo desprenden terpenos para protegerse del sol, sino que también atraen de este modo a insectos u otros animales cuando necesitan sus servicios, o incluso advierten a otras plantas sobre la presencia de organismos nocivos para que movilicen sus fuerzas defensivas. Igualmente producen terpenos en forma de veneno para eliminar activamente los parásitos o disuadir a posibles enemigos voraces con un sabor desagradable. Incluso ahuyentan a las plantas que puedan ser rivales, salvo que exista algún parentesco

---

6. *Ökologie und Landbau* 4/2012, pág. 37, Stiftung Ökologie und Landbau, Bad Dürkheim, 2012.

7. Para científicos: estrictamente se trata de unos 8.000 terpenos más 30.000 terpenoides, v. Andreas Bresinsky y cols., *Strasburger - Lehrbuch der Botanik*, págs. 358-362, Springer Verlag, Heidelberg, 2008.

entre ellas. Las setas se comunican igualmente mediante terpenos para indicar a sus células sexuales cómo llegar hasta una pareja sexual idónea. Las setas poseen ciertamente una forma muy extraña de reproducirse.

Que las plantas pueden comunicarse es ya un hecho. Sin embargo, con ello no estamos afirmando que esta forma de comunicación vaya ligada a una especie de conciencia parecida a la conciencia humana. Sabemos que nuestros órganos se comunican entre sí y con el cerebro; e incluso que cada una de las células de nuestro cuerpo se comunica con las vecinas y no por ello les atribuimos una conciencia orientada al proceso comunicativo. En las plantas la comunicación está sujeta a un ciclo de normas muy complejas que no requiere de una conciencia vegetal en absoluto. Es la inteligencia de la naturaleza la que está en activo. Tal vez sea algo similar a la «energía verde» en la que creía Hildegard von Bingen. Otro apunte más: a todo esto, los biólogos han descubierto que las plantas también se comunican entre sí haciendo crujir sus raíces. Estas señales, llamadas bioacústicas, no se habían podido descifrar hasta ahora.

A estas alturas, Hanspeter tendría que haber reconsiderado al menos parte de sus argumentos esgrimidos en Facebook. Está claro que las plantas pueden comunicarse y lo hacen al desprender terpenos. Pero ¿cuál es la supuesta relación que existe entre las plantas y nuestro sistema inmunitario, a la que se aludía al principio? ¿No será acaso una idea peregrina afirmar que las plantas se comunican con los sistemas del cuerpo humano sin necesidad de tocarlas, consumirlas o ingerirlas en forma de remedios? Empezaremos a abordar esta temática con una tradición japonesa.

# Mensaje de las plantas al sistema inmunitario: «Más linfocitos citolíticos naturales y artillería contra el cáncer»

*Nos enfrentamos al hecho sorprendente de que el sistema inmunitario ha demostrado ser un sistema sensorial capaz de percibir, comunicar y actuar.*

JOEL DIMSDALE, profesor de psiquiatría en la Universidad de California, San Diego.[8]

Nos encontramos en una época de cambio. Los científicos hacen un descubrimiento revolucionario tras otro sobre el sistema inmunitario. Poco a poco se está viendo hasta qué punto el hombre está unido y conectado con el medioambiente. Nos cercioramos hace mucho tiempo de que había sido un error fatal, por parte de la ciencia, considerar el organismo humano aislado de su medio vital natural, como una máquina. Esta imagen del ser humano avanza hacia el colapso. Y la inmunología está llamada a realizar una aportación esencial a esta transformación.

«Prácticamente a cualquier enfermedad, no solo a las enfermedades infecciosas o inmunitarias, sino también a la arteriosclerosis, el cáncer y las depresiones, se les pueden asignar factores asociados con la respuesta inmunitaria», escribía Joel Dimsdale, médico estadounidense y profesor de psiquiatría en la Universidad de California. El sistema inmunitario es la clave de la salud.

Gracias a los resultados de investigación más actuales, el sistema inmunitario percibe, se comunica y, actúa y se revela cada vez más como un órgano sensorial. Es tan complejo y nos plantea tantos enigmas que no es fácil decidir por dónde empezar. Así que

---

8. Joel E. Dimsdale, Geleitwort, en: Christian Schubert (Ed.), *Psychoneuroimmunologie und Psychotherapie*, pág. V, Schattauer Verlag, Stuttgart, 2011.

empezaremos sencillamente en Japón, con el *shinrin-yoku*, que es como se conoce esta tradición japonesa. Traducido del japonés, *shinrin-yoku* significa «baño de bosque», pero no hace referencia a bañarse en un lago rodeado de bosque. Aunque la comparación es idónea, ciertamente, pues en un bosque podemos sumergirnos con los cinco sentidos igual que en un lago. Los especialistas en la materia japoneses suelen traducir *shinrin-yoku* por «inhalar la atmósfera del bosque». En el año 1982 las autoridades competentes en gestión forestal hicieron un llamamiento público de admisión de solicitudes y promoción del *shinrin-yoku*. Hoy inhalar el éter del bosque es un método reconocido oficialmente en Japón para prevenir numerosas enfermedades y se utiliza además como terapia de apoyo para su tratamiento. El *shinrin-yoku* es fomentado por el sistema de salud pública estatal, es objeto de investigaciones y se aplica en las universidades de medicina y clínicas de Japón.

En el bosque el sistema inmunitario de las personas, susceptible de comunicarse, entra en contacto con las plantas que asimismo hacen lo propio. El lector puede figurarse que esto forzosamente tendrá consecuencias. El potencial de inmunidad que genera este encuentro es tan elevado que en el año 2012 se fundó una rama de investigación en las universidades japonesas llamada «Forest Medicine» o «medicina forestal», la cual, en un escaso lapso de tiempo, contó con la participación de investigadores de todo el mundo.

Por unos momentos contemplemos el bosque de un modo distinto a como acostumbramos. Contemplémoslo como un gran espacio vital de gran complejidad, donde miles y miles de seres vivos se comunican unos con otros. Visto así, las copas de los árboles hacen las veces de emisoras y los mensajes de las plantas se transmiten al aire exterior. Las hojas de los arbustos, la maleza, las enredaderas y las hierbas silvestres emiten palabras vegetales que serán recibidas por otras plantas y animales. En el suelo, las raíces desprenden sustancias que igualmente contienen mensajes y emiten crujidos que el oído humano es incapaz de captar. Las plantas perciben esos sonidos en forma de oscilaciones físicas subterráneas. Al igual que cualquier otro espacio vital natural, el bosque es un escenario de intensas conversaciones, de intrincada comunicación. Por todas partes hay dando vueltas moléculas portadoras de información que otros seres vivos descifran. Entre ellos se encuentran el innumerable grupo de los terpenos, las palabras vegetales que ya he descrito antes.

Ahora, imagínese que se adentra en este bosque, un punto álgido de la comunicación, con su sistema inmunitario atento, vigilante y constantemente comunicativo. Porque no solo interactúa con otros órganos y sistemas de su cuerpo, además de con su cerebro, sino también con el mundo exterior. Es un órgano sensorial creado para captar un tipo de información que usted no puede percibir conscientemente. Una de las funciones de su sistema inmunitario es calibrar los estímulos del exterior, reconocerlos y reaccionar ante ellos. Pueden ser virus y bacterias, así como muchas otras sustancias. El sistema inmunitario es, por tanto, la antena invisible de su organismo con la que usted se interna en la floresta.

Pero vayamos un poco más allá en nuestras especulaciones: imagínese que, en su paseo por el mundo de las plantas comunicadoras, no solo le acompaña su comunicativo sistema inmunitario, sino que, además, tiene a su lado a un científico con deseos de realizar determinadas mediciones, como es propio de los científicos. Y no le bastará con que le diga que se siente bien y relajado en su paseo; quizá menos estresado de lo normal o incluso que las impresiones idílicas del entorno inspiran su imaginación. No, esto no le satisface, quiere cifras y datos concretos. Quiere saber cómo reacciona su sistema inmunitario. Por eso, cuando lleve un rato en el bosque, le tomará una muestra de sangre. Y comprobará que:

- El número de los linfocitos citolíticos naturales de su sistema inmunitario ha aumentado.
- Sus células nulas, como también se conoce a los linfocitos

citolíticos naturales, no solo han aumentado en número, sino que además son más activas. Este aumento de actividad se va a mantener aún durante muchos días.

- Ha subido significativamente el nivel de las proteínas anticancerosas, de las que su sistema inmunitario hace uso para prevenir el cáncer o combate el tumor en caso de que la enfermedad cancerígena ya exista.

En su momento volveremos a revisar qué significan concretamente estos resultados y por qué son útiles para su salud. Sin embargo, seguramente ahora se estará preguntando de qué manera el bosque repercute en la mejora de estos importantes valores de inmunidad. Sepa que eso también está relacionado con la comunicación de las plantas.

Al inspirar el aire de la floresta, usted respira al mismo tiempo un cóctel de sustancias bioactivas que desprenden las plantas a su alrededor, entre las que se encuentran también los terpenos. Cuando paseamos por el bosque entramos en contacto sobre todo con aquellos terpenos vegetales con capacidad comunicativa en forma gaseosa. Parte de estos los absorbemos a través de la piel, pero en particular a través de los pulmones. Los terpenos del aire se originan en las hojas y las agujas de los árboles. Estas emanan de los troncos y de la gruesa corteza de ciertos ejemplares, de la maleza, hierbas y arbustos; en el sotobosque, setas, musgos y helechos también las emiten. Hasta la capa de hojarasca compuesta de follaje y humus en descomposición, en donde solo bullen formas precarias de vida, desprende terpenos. Desde que sé esto, mi percepción del bosque ha cambiado. Ahora, cuando recorro la floresta, tengo la sensación de sumergirme en un gigantesco organismo que respira y se comunica conmigo. Yo mismo soy parte de él en ese momento y al respirar participo también de esa comunicación.

Así hemos llegado al meollo del asunto: entre estos terpenos hay algunos que al interaccionar con nuestro sistema inmunitario resultan muy beneficiosos para la salud. Los denominamos «terpenos anticancerosos».[9] El aire del bosque es como un elixir de salud que se respira.

Numerosas investigaciones científicas han revelado que los terpenos anticancerosos son viejos conocidos de nuestro sistema inmunitario. Aunque estos hayan surgido como un mecanismo de comunicación entre los árboles, setas y hierbas entre sí, también nuestro sistema inmunitario puede descifrarlos. Y lo más fascinante es que los descifra del mismo modo que hacen las plantas. A menudo estas reaccionan a los terpenos aumentando sus defensas. Pues bien, nuestro sistema inmunitario reacciona igual, reforzando las defensas del cuerpo. Los expertos en medicina forestal saben que los terpenos anticancerosos actúan directamente sobre el sistema inmunitario, y de forma indirecta sobre el sistema hormonal, dado que influyen en el descenso de las hormonas del estrés.

Las alteraciones más significativas que los terpenos anticancerosos provocan en nuestro sistema inmunitario afectan a los linfocitos citolíticos naturales y a toda una serie de mecanismos anticancerosos que activa nuestro organismo. Olvidémonos de las gotas y las pastillas efervescentes de la farmacia a precios prohibitivos para fortalecer el sistema inmunitario. ¡Alíese con el aire del bosque contra los virus!

*El aire del bosque eleva el número de linfocitos citolíticos naturales*

Estas células, llamadas también nulas, son una clase especial de glóbulos blancos. Se originan en la médula ósea y circulan por la sangre, donde cumplen importantes funciones. Pueden reconocer cuándo las células sanguíneas u otras de nuestro organismo se han infectado con un virus y sencillamente las destruyen con un

---

9. Para científicos: sobre todo se demostraron efectos anticancerígenos e inmunoestimulantes con isopreno, alfa-pineno, beta-pineno, d-limoneno y 1,8-cineol.

tóxico celular. De esta manera mueren también los virus causantes del ataque ya que no pueden sobrevivir sin una célula que los aloje. Este mismo comportamiento muestran las células nulas con respecto a las células degenerativas capaces de causar cáncer. De este modo se adelantan para actuar contra las células tumorales existentes. Esto significa que los linfocitos citolíticos naturales de nuestro sistema inmunitario prestan importantes servicios a nuestra salud. Mantienen alejados a los virus, evitan que se origine un cáncer y luchan contra el tumor en caso de que ya exista.

Gracias a numerosos estudios, tenemos conocimiento de que el número de células nulas aumenta claramente cuando respiramos los terpenos anticancerosos que hay en el aire del bosque. También sabemos que son precisamente esos terpenos, coadyuvantes en la comunicación de las plantas, los responsables de que estemos más sanos. Y esto lo sabemos a su vez porque los investigadores han realizado las pruebas pertinentes. No solo han efectuado experimentos en el bosque, sino que han enriquecido el aire de una habitación de hotel, donde un grupo de personas dormía sobre un atomizador cargado con terpenos anticancerígenos del bosque. Y, curiosamente, también en el hotel aumentó de forma evidente el número de células nulas, aunque no tanto como en condiciones naturales.[10] Por tanto, en realidad los terpenos que hacen efecto son los procedentes del bosque.

En la Nippon Medical School, una universidad de medicina de Tokio con su propio hospital, imparte clases e investiga el profesor Qing Li. Entre otros lugares, realiza sus estudios en una zona boscosa en la prefectura de Nagano. Tal vez le suene este lugar, ya que en 1998 se celebraron allí los Juegos Olímpicos. Se trata de una región montañosa rica en bosques. En varios estudios científicos a

10. Qing Li u.a., *Effect of phytoncides from forest environments on immune function*, en: Qing Li (Ed.), *Forest Medicine*, págs. 159-169, Nova Biomedical Verlag, Nueva York, 2013.

gran escala el profesor Li comprobó que el efecto del éter del bosque se mantenía incluso de forma duradera. Con un solo día en una zona boscosa el número de nuestras células nulas aumenta en la sangre un promedio de casi un 40 %. Y si usted pasa dos días seguidos, el número de sus linfocitos citolíticos naturales puede aumentar más de un 50 %.[11]

No obstante, la persona que solo está un día en la floresta, tendrá durante siete días más células nulas en la sangre de lo habitual, incluso aunque no regrese al bosque en ese periodo. Tras unas breves vacaciones de dos a tres días en una zona boscosa, el número de células nulas sigue siendo elevado otros treinta días. Para conseguir estos efectos no es necesario fatigar el organismo al aire libre. ¡No se trata de hacer deporte! Todo cuanto debemos hacer es estar ahí, presentes. Y tenemos que respirar. La comunicación con los árboles se produce sin intervenir conscientemente.

## El aire del bosque vuelve más activas a las células nulas

Pase dos días seguidos en una región boscosa y su sistema inmunitario se lo agradecerá; los terpenos anticancerosos del aire insuflarán vida a sus linfocitos citolíticos naturales aumentando su rendimiento en más de un 50 %. Y su actividad será elevada durante treinta días más.

¿No tiene tanto tiempo? No se preocupe: un solo día en el bosque o un largo paseo hace aumentar la actividad de las células nulas unos siete días.[12]

---

11. Qing Li y Tomoyuki Kawada, *Effect of forest environment on human immune function*, en: Qing Li (Ed.), *Forest Medicine*, pág. 71, Nova Biomedical Verlag, Nueva York, 2013.

12. Qing Li y Tomoyuki Kawada, *Effect of forest environment on human immune function*, en: Qing Li (Ed.), *Forest Medicine*, pág. 71 y pág. 77, Nova Biomedical Verlag, Nueva York, 2013.

Este aumento de actividad supone que cada una de estas células nulas es más eficiente de lo habitual para detectar virus, bacterias y células cancerígenas potenciales y eliminarlos.

🌿 *El aire del bosque permite avanzar a la artillería anticancerosa*

Cabe añadir una pieza más en el puzle de la medicina del bosque: nuestro sistema inmunitario moviliza unas proteínas muy determinadas para combatir células degenerativas y aquellas que constituyen un riesgo.[13] Precisamente estas proteínas anticancerosas experimentan un aumento al respirar el aire del bosque.[14] En cierta medida vienen a ser como humildes ayudantes del sistema inmunitario. Los linfocitos citolíticos naturales las emplean como asistentes en su lucha contra las células cancerígenas disparando corpúsculos cargados con veneno celular. Una de estas proteínas anticancerosas tiene la función, por ejemplo, de liberar toxinas directamente del corpúsculo en el interior de la célula de riesgo. Otra proteína se acomoda en estos proyectiles corpusculares y, como en un caballo de Troya, penetra en la célula degenerada para provocar desde allí la muerte de la célula. Por decirlo así, brindan auxilio cuando una célula se olvida de morir, pasado cierto tiempo desde su muerte programada, y en vez de eso sigue proliferando como si nada. El cáncer empieza con una célula anómala que se cree inmortal.

De esta manera las proteínas anticancerosas prestan ayuda igualmente en la lucha contra tumores e incluso entran en funcionamiento cuando ha penetrado un virus o una bacteria. Farma-

---

13. Para científicos: estas proteínas anticancerosas son perforina, granzimas y granulisina.

14. Qing Li, *Benefit of forest and forest environment on human health in a green care context - an introduction to forest medicine*, en: Christos Gallis (Ed.), *Green care for human therapy, social innovation, rural economy, and education*, pág. 139, Nova Biomedical Verlag, Nueva York, 2013.

céuticos y médicos deberían reconocer el aire del bosque como un poderoso remedio medicinal, como el más natural que conoce la humanidad. Los bosques están colmados de efectos Biofilia.

Quizás en un principio pueda parecerle algo exagerado que haya llamado «anticancerosos» a estos importantes terpenos presentes en el aire del bosque. No obstante, ante los hechos que acabo de ilustrar, esta designación se revela absolutamente oportuna. Otros resultados científicos de investigación respaldan asimismo la elección de la palabra anticanceroso en lo que concierne a los bosques.

Así, el profesor de medicina Qing Li, del Nippon Medical School, en Tokio, ha logrado demostrar, junto a otros científicos, que en las regiones boscosas mueren menos personas de cáncer que en otras donde no hay.[15] Este es un buen argumento en contra de la deforestación en las proximidades de zonas pobladas y de la agricultura industrial que devasta las zonas boscosas.

El aire del bosque, cargado de terpenos bioactivos, puede considerarse, sin miedo a exagerar, un factor que hay que tener en cuenta en la prevención del cáncer y un agente coadyuvante del sistema inmunitario en la lucha contra las células degenerativas. Al ser fortalecidas aquellas funciones del sistema inmunitario que actúan en la lucha contra tumores, cabe deducir que la tradición del *shinrin-yoku*, consistente en respirar el éter del bosque, puede ser de ayuda hasta una vez declarada la enfermedad. Además, el bosque nos mantiene sanos, en parte también a través de

---

15. Qing Li, Maiko Kobayashi, Tomoyuki Kawada, *Relationships between percentage of forest coverage and standardized mortality ratios (SMR) of cancers en all prefectures in japan*, en: *The Open Public Health Journal 1/2008*, págs. 1-7, Beijing, 2008.

ciertos mecanismos psíquicos que abordaré más adelante en profundidad. Se entiende que no se trata de sustituir los tratamientos de la medicina facultativa ni mucho menos, sino sencillamente de tener en consideración una medida sanitaria adicional.

Ahora ha llegado el momento de dar paso al primer bloque de ejercicios de este libro, que puede poner en práctica en el bosque para fortalecer con más eficacia su sistema inmunitario.

## Consejos prácticos: cómo fortalecer su sistema inmunitario en el bosque

Qing Li, el profesor de medicina de Tokio, ha elaborado una lista de pautas básicas pensadas para favorecer en lo posible la interacción entre los árboles del bosque y el sistema inmunitario humano.[16] El profesor Li se cuenta entre los científicos líderes en el campo de la medicina del bosque. Estos son sus consejos:

🌿 Quédese al menos dos horas en un entorno boscoso y no camine más de 2,5 kilómetros aproximadamente. Si dispone de 4 horas, haga un recorrido de unos 4 kilómetros. Para fortalecer sus células nulas y las proteínas anticancerosas, también a largo plazo, se recomienda una estancia de 3 días seguidos en una región boscosa.

🌿 Planee el paseo o la excursión teniendo en cuenta su condición física. Procure no cansarse.

🌿 Si experimenta una sensación de fatiga, haga una pausa siempre que lo desee y durante el tiempo necesario. Para ello busque un lugar donde usted se sienta bien.

🌿 Si tiene sed, es mejor que beba agua o té.

🌿 Busque un lugar que llame su atención espontáneamente y le invite a quedarse. Siéntese y tómese allí su tiempo, por ejemplo, para leer o meditar. Pero, en cualquier caso, para disfrutar del maravilloso ambiente que le rodea y distenderse.

---

16. *http://www.hphpcentral.com/article/forest-bathing*, fecha: 27 de octubre de 2014.

🌿 Para que el número de células nulas y proteínas anticancerosas del sistema inmunitario sea elevado y mantengan un alto índice de actividad de forma duradera, el profesor Qing Li recomienda una estancia de dos a tres días consecutivos en una región boscosa, permaneciendo en pleno bosque unas cuatro horas al día.

A estos consejos del profesor de Tokio he agregado, además, las siguientes sugerencias que considero de gran ayuda:

🌿 El contenido de los terpenos anticancerosos que circulan en el aire del bosque varía en el transcurso de las estaciones del año. En verano, su concentración llega al máximo, mientras que en invierno se sitúa en el mínimo. Aumenta drásticamente en abril y mayo, y en agosto alcanza su punto máximo. Su sistema inmunitario puede sacar mucho provecho del bosque en estos meses.

🌿 En el interior del bosque los terpenos se encuentran en su mayor grado de concentración, dado que allí la masa forestal es más densa y las hojas y agujas de los árboles representan una rica fuente. Además, la tupida cubierta que forman las copas arbóreas impide que todas estas sustancias gaseosas se disipen. Por eso se recomienda adentrarse en el corazón del bosque en lugar de quedarse en sus lindes.

🌿 Cuando predomina el tiempo húmedo, después de la lluvia o cuando hay niebla, por ejemplo, en el aire del bosque flotan muchos de estos terpenos saludables. La experiencia no nos engaña si tenemos la sensación de que un paseo por la floresta nos sienta especialmente bien después de un aguacero.

🌿 Por lo demás, en el suelo y en el área próxima a este, donde nos movemos las personas, es donde hay una mayor densidad de terpenos anticancerosos. Más arriba, algunas de las sustancias que llegan dispersas hasta las copas de los árboles son destruidas por las radiaciones ultravioleta que emite el sol. El reparto de estas sustancias benefactoras parece ajustarse verdaderamente a la medida de nuestra altura corporal.

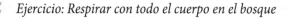 Importante: piense que ante todo la medicina del bosque sirve de prevención contra las enfermedades. Si ya está o se siente enfermo, acuda a un médico. La medicina forestal no sustituye en absoluto ni los chequeos ni los análisis preventivos.

*Ejercicio: Respirar con todo el cuerpo en el bosque*

Es posible aumentar la capacidad de absorción de las sustancias saludables que hay en el aire del bosque con la ayuda de las técnicas respiratorias del *qi-gong* chino. El siguiente ejercicio lo aprendí de Xiaoqiu Li, un doble campeón nacional chino de *wushu*, nombre que reciben las artes marciales tradicionales en China. Busque un sitio plano que sea de su agrado, donde le resulte fácil permanecer de pie.

► Coloque los pies en paralelo más o menos a la anchura de los hombros. Manténgase firmemente arraigado al suelo. A continuación flexione un poco las rodillas con los brazos caídos.

► «Abra» la zona del pecho llevando sus brazos hacia el exterior e inicie un movimiento ascendente en sentido circular, como si fuera usted un árbol que despliega su imponente copa hacia el cielo, a la vez que realiza una inspiración profunda. Primero atraiga el aire al vientre y luego al pecho; de este modo la parte superior de su cuerpo se llenará de aire de abajo arriba. Sea absolutamente consciente de cómo el éter del bosque es absorbido por sus pulmones al inspirar.

► Una vez que se hayan encontrado los brazos por encima de su cabeza, llévelos hacia abajo a través del torso, con los antebrazos en paralelo, a la vez que expulsa el aire. Cierre los puños, inclínese hacia delante mientras se pone en cuclillas. Al realizar este movimiento, presione con los codos a la altura del epigastrio. La curvatura del cuerpo y la presión ayudarán a sus pulmones a vaciarse por completo, ya que al plegarse estará comprimiendo en cierta manera el volumen de sus pulmones. Procure realizar una espiración completa con el fin de expulsar todo el aire enrarecido de su interior.

► Vuelva a incorporarse y realice el ejercicio de abrirse, acompañado de la respiración. El movimiento debe seguir una trayectoria redondeada si es posible, en un juego fluido de abrir y cerrar, de inspirar y espirar, de absorber y soltar el aire. Repítalo varias veces consecutivas. Se trata de respirar con todo el cuerpo, de fundirse con el aire limpio que le rodea. Procure explorar sus límites sin rebasar sus fuerzas. Si absorbe demasiado oxígeno de una vez, podría marearse.

► Este ejercicio le ayudará a absorber con gran intensidad el aire saludable y a expulsar el aire de la respiración y las sustancias nocivas conscientemente. Si es fumador o si procede de una ciudad muy contaminada, advertirá de manera más evidente aún su efecto purificante en todo el cuerpo. Según las enseñanzas del *qi-gong* tradicional, con ello usted no solo absorbe aire puro y espira el inservible, sino que también hace llegar a su interior el *qi*, la energía vital de la naturaleza, desechando el utilizado. Y, ¿dónde podría ser más pura y vivificante la energía vital que en un bosque donde la vida bulle por todas partes? Hildegard von Bingen hablaba de una supuesta «energía verde». Naturalmente, no es necesario compartir la filosofía oriental para disfrutar de los efectos de este beneficioso ejercicio para la salud. Los terpenos anticancerosos que penetran en su interior no tienen la menor relación con la forma de ver el mundo, sino que se pueden determinar con métodos científicos muy precisos. Haga la prueba. Con el tiempo he valorado tanto este ejercicio y sus sutiles efectos que lo pongo en práctica casi cada vez que voy al bosque.

# El joker: la imaginación descubre la atmósfera del bosque

*Tener imaginación no significa figurarse algo,*
*sino hacer algo de las cosas.*
THOMAS MANN, escritor (1875–1955)[17]

Ya he mencionado más de una vez aquí que nos encontramos ante una profunda transformación de la imagen del ser humano en el campo médico. La medicina psicosomática hace ya mucho tiempo que ha aportado pruebas de que no hay separación entre cuerpo y psique. El ser humano es una unidad psicosomática, formada por cuerpo y mente, esto es, un tejido altamente complejo que combina materia y mente. Ambos aspectos están estrechamente vinculados entre sí. La enfermedad y la salud solo se pueden comprender si nos imaginamos como una unidad constituida de cuerpo y psique. Por eso no resulta acertada aquí la imagen de las dos caras de una misma moneda. Cuando los médicos hablan de «dolencias psicosomáticas», no se refieren únicamente a las que un paciente se imagina. Porque existen y hasta se pueden evaluar en forma de procesos inflamatorios o reacciones alérgicas. Pero obedecen a causas psíquicas que muchas veces se remontan a la infancia. La única forma de entenderlo es descartando la idea de la supuesta separación entre el cuerpo y la psique que todavía pueda existir en nuestra cabeza.

Ya a finales de la década de 1970 saltaba a los titulares de todo el mundo un caso divulgado por la inmunóloga y psicoterapeuta Patricia Norris, que trabajaba en una clínica de la Menninger Foundation en Kansas. Tenía un paciente de diecinueve años con un agresivo tumor cerebral que los médicos no podían operar.

---

17. *www.zitate.net*

En sus visitas semanales, Norris le enseñaba al joven ejercicios de relajación y técnicas para estimular la imaginación. Con la ayuda de su fantasía, el paciente entraba en un estado meditativo y se imaginaba, en el interior de su cuerpo, a bordo de una nave de combate intergaláctica provista de rayos láser y torpedos que simbolizaban los glóbulos blancos del sistema inmunitario. Perfectamente armada como en *Star Trek*, esta nave espacial emprende una lucha sin piedad contra otras naves enemigas que le disparaban sin cesar. Las naves rivales representaban las células cancerígenas. Este joven paciente lanzaba ataques muy seguidos contra el cáncer desde su nave espacial, esto es, al margen de las sesiones semanales con Patricia Norris. Un día, su nave espacial no logró encontrar más naves espaciales enemigas y el joven se lo contó a su terapeuta, por lo que Patricia Norris mandó realizar una tomografía computarizada del cerebro. Ciertamente, el tumor había desaparecido a pesar de que los médicos no le habían hecho seguir ningún otro tipo de tratamiento médico, dado que el joven estaba en fase terminal.

Un caso parecido en Estados Unidos describen Daniel Kohen y Karen Olness, de Minnesota y Ohio respectivamente, ambos pediatras y profesores universitarios de pediatría. En 1996 divulgaron el caso de una niña de once años que padecía erupciones de urticaria por todo el cuerpo. Las ronchas rojas afloraban sobre todo en determinadas situaciones de estrés. Pues bien, esta niña lograba detener la reacción dermatológica alérgica siempre que aparecía con la ayuda de un mando de control imaginario.

Como han sido casos aislados y los médicos y terapeutas no realizaron estudios complementarios, evidentemente de estos informes no es posible deducir con toda certeza si tanto la niña como el joven verdaderamente indujeron una curación espontánea con la ayuda de su fantasía. No obstante, estos casos fascinantes han llamado la atención de otros científicos, dispuestos a demostrar hasta qué punto la fuerza de nuestra imaginación tiene poder sobre nuestro cuerpo. ¿Es posible conservar la salud o incluso curar las enfermedades con la ayuda de nuestra fantasía? Lo que algunos quizá consideren sencillamente un infundio, ahora se revela plausible en los experimentos científicos.

Tal vez en este momento se pregunte qué relación pueden tener la fantasía y las naves espaciales asesinas imaginarias, cargadas de armamento, con los efectos tonificantes del aire puro sobre el sistema inmunitario. Antes de analizar esta interdependencia, me tomaré la libertad de exponer ciertos conocimientos científicos muy interesantes, a propósito de cómo actúa la imaginación sobre el sistema inmunitario: también esto es psicosomática.

Dos científicos australianos lograron demostrar mediante unos experimentos que los viajes meditativos de visualización creativa acortan la duración de los resfriados y las afecciones gripales.[18] Con este objetivo, la psicóloga clínica Barbara Hewson-Bower y Peter Drummond, profesor de la universidad australiana de Murdoch, dirigieron a un grupo de personas que debía imaginar visualmente cómo su sistema inmunitario acorralaba bacterias y virus. La imaginación funcionó estimulando las defensas. Y los pacientes que se habían tratado con su propia imaginación se restablecieron significativamente deprisa, en comparación con otro grupo que no realizaba ejercicios creativos.

Aún más impresionantes fueron los resultados de una serie de estudios efectuados entre los años 1992 y 2007 en el hospital infantil Rainbow de Cleveland, Ohio. Con la participación de universitarios y estudiantes de secundaria, un equipo de médicos y científicos realizó unos experimentos con los que se pretendía demostrar que era posible influir sobre el sistema inmunitario únicamente con el poder de la imaginación. Para ello, el equipo de investigadores se

18. Barbara Hewson-Bower y Peter Drummond, *Psychological treatment for recurrent symptoms of cold and flue in children*, en: *Journal of Psychosomatic Research* (2001:51), Amsterdam, 2001.

basó en los neutrófilos, las «células de primeros auxilios» de nuestro sistema inmunitario, que, en caso de ataque, desencadenan reacciones inflamatorias como medidas inmediatas. Siempre que se precisa de ellos pueden abandonar el torrente sanguíneo y penetrar en los tejidos para contrarrestar la acción del portador de cualquier enfermedad. Es fácil imaginárselos como una especie de *Spiderman*, porque para llegar con la mayor rapidez al lugar indicado desde el sistema sanguíneo, los neutrófilos se deben adherir a algo pegajoso y luego lanzarse. De lo contrario, el torrente sanguíneo los arrastraría y se les escaparía su objetivo, lo que sería un inconveniente extremo para estas células de primeros auxilios. Por eso disponen de las llamadas moléculas de adhesión, que son pegajosas. En los experimentos de Cleveland pidieron a los participantes que visualizaran con su fantasía cómo sus neutrófilos se volvían cada vez más pegajosos con objeto de poder desempeñar mejor su trabajo. Para ello, los participantes podían montarse la película más oportuna en su cabeza. Un estudiante, por ejemplo, imaginó sus neutrófilos como pelotas de tenis de las que emanaba miel, razón por la que se volvían muy pegajosos. Estos ejercicios creativos se realizaron durante dos semanas. Posteriormente se analizaron las muestras de sangre y saliva de los participantes y se vio que, efectivamente, la capacidad de adherencia de los neutrófilos había aumentado.[19] Así podían cumplir mejor su función en tanto que ágiles células de primeros auxilios.

Que nuestra psique conforma un entramado con nuestro sistema inmunitario y tiene capacidad para influir sobre este es un hecho probado científicamente hace mucho tiempo. Por eso nadie debe extrañarse de que también nuestra fantasía actúe sobre el sistema inmunitario; al igual que hemos explicado con detalle cómo

19. H. R. Hall y cols., *Voluntary modulation of neutrophil adhesiveness using a cyberphysiologic strategy*, en: *International Journal of Neuroscience* (1992:63), Kansas City, 1992.

la permanencia en el bosque hace aumentar el número y la actividad de las células naturales nulas. En definitiva: si los neutrófilos pueden adquirir mayor capacidad de adherencia gracias a la imaginación, ¿por qué no va a ser posible aumentar la eficacia de las células nulas del mismo modo? De esta forma el aire puro y la creatividad se potenciarían mutuamente, por lo que las imágenes de nuestro interior en combinación con la naturaleza podrían convertirse en un vigorizante más potente aún para el sistema inmunitario.

Cuando tratamos de influir sobre nuestro cuerpo o nuestra psique con la imaginación, usamos la autosugestión. El psicoanalista franco-suizo Charles Baudouin, que vivió entre 1893 y 1963, dijo: «La sugestión es la realización inconsciente de una idea».[20] En este proceso de autosugestión que se activa gracias a las misteriosas fuerzas de nuestra fantasía prevalece esta idea: «Más linfocitos citolíticos naturales». Ahora, la pregunta es: ¿qué representación será más afortunada para captar esta idea a través de la sugestión? ¡No ponga límites a su fantasía en este experimento! Busque un código personal propio que solo usted pueda entender y descifrar. En el ejercicio siguiente he empleado como ejemplo imágenes de mi propia imaginación. No obstante, tómese la libertad para sustituirlas por representaciones y símbolos que broten de su interior.

*Ejercicio: activar la misteriosa fuerza de la fantasía en el bosque*

### La llegada

Para empezar pasee un rato por el bosque y trate de dejar atrás el ajetreo de la vida cotidiana. Desconecte un poco y sea receptivo al entorno: escuche cómo crujen las raíces; observe la cor-

---

20. Fritz Lambert, *Autosuggestive Krankheitsbewältigung*, pág. 28, Basilea, 2007.

teza áspera de los árboles y el musgo blando en el suelo. Quizá descubra por aquí y por allá algún frondoso helecho que crece en la corteza de un árbol mohoso. Inhale los olores del bosque con toda consciencia. Procure percatarse de la presencia de animales salvajes, aun cuando no los esté viendo. El bosque está repleto de vida. Tanto encima como por debajo de la tierra. Los sombrerillos de las setas que ve en la superficie únicamente son sus cuerpos fructíferos. En realidad, el ser vivo «hongo» constituye una hermosa colonia con múltiples ramificaciones, activa y en crecimiento constante, que recorre el suelo bajo sus pies. Es factible que un hongo se extienda varios cientos de metros y que vea sobresalir sus sombrerillos por todas partes a su alrededor. A menudo los hongos viven en simbiosis con las raíces de los árboles y otras plantas. Crecen en el interior de las raíces e intercambian nutrientes con estas. El árbol tiene la capacidad de obtener a partir de la luz solar dióxido de carbono que les cede en parte. En contrapartida, los hongos le ofrecen agua y nutrientes que pueden absorber del suelo satisfactoriamente gracias a las amplias ramificaciones de su red subterránea. De este modo, los hongos están conectados con casi todos los árboles del bosque y con otras plantas. Abarcan grandes franjas del paisaje cubiertas de bosque formando espacios vitales de extrema complejidad. Y en este tejido vivo se ha sumergido usted en este momento, mimetizándose con él. Durante su paseo, piense en las innumerables sustancias que emiten al aire todos los habitantes del bosque. Ahora visualice su sistema inmunitario como un sistema igualmente complejo y capaz de comunicarse, que interacciona y se comunica con el bosque y con sus efluvios desde hace mucho tiempo. Interiormente puede decirse con el pensamiento: «Soy parte del bosque». O hasta imaginarse el sistema inmunitario como una especie de antena orgánica que emerge de usted.

Cuando haya dejado atrás el ritmo frenético de la vida cotidiana conforme avanza en su paseo por la floresta, busque un lugar donde se sienta bien. Puede ser el tronco de un árbol, un tocón, una escarpadura, un peñasco o una alfombra de musgo que esté seca, o incluso un banco, desde luego. Si prefiere no ser visto mientras realiza su ejercicio de visualización, elija un lugar apartado del camino. Está científicamente demostrado que nos relajamos mejor cuando nuestro escondite nos permite extender la vista sobre el entorno y nos mantiene a salvo de las miradas indiscretas a la vez.

## La relajación

Acomódese en un lugar que le resulte agradable. Siéntese adoptando una posición cómoda en la que no se canse. Evidentemente, también puede tumbarse o apoyarse en un árbol. Pero, en cualquier caso, procure adoptar una postura de apertura. Debe tener la impresión de que va a abrirse al bosque. Una manera de conseguirlo es colocando sus manos en el regazo con las palmas hacia arriba. También puede abrir ligeramente los brazos.

Cierre los ojos y concéntrese unos minutos en su respiración. Observe cómo fluye su aliento en su interior al inspirar y cómo vuelve a salir con cada exhalación. Respire de forma relajada y regular. No deje de observar la sensación de inspirar y espirar. Note cómo al entrar el aire por su nariz se elevan y descienden el abdomen y la cavidad torácica respectivamente. De este modo llevará su atención a su cuerpo con toda naturalidad. Y se relaja… En las clínicas de medicina psicosomática se emplea una técnica de respiración muy sencilla que consiste en concentrarse en tomar y soltar el aire que llega a los pulmones. Con ello se consigue que los pacientes alcancen determinado grado de relajación, estimulando su atención corporal. Esta técnica proviene de la psicoterapia corporal[21] y resulta muy efectiva.

## Apertura y receptividad

Una vez que se sienta relajado, ya puede empezar con la primera visualización: cierre los ojos e imagínese cómo los terpenos anticancerosos del aire del bosque penetran en su cuerpo. Observe primero cómo son las imágenes que ve en su fantasía. Personalmente, acostumbro a imaginar velos de niebla de un verde plateado que llegan flotando hasta mí desde las copas de los árboles. Al inspirar percibo que esa neblina sanadora circula con más rapidez, como si mi propia persona actuase de aspirador, antes de entrar por la nariz en mis pulmones. Con la espiración, esta se vuelve más lenta en torno a mí y espera hasta la inspiración siguiente. Se acumula a mi alrededor como un velo misterioso; respiro hondo varias veces y a continuación un soplo de aire penetra en mi cuerpo.

Veo ante mi tercer ojo cómo la niebla llena mis pulmones, accede al torrente sanguíneo y palpita por todo mi cuerpo, de tal manera que puedo fusionarme con el bosque, conectarme con los árboles y los arbustos, con las setas y las hierbas, igual que sucede con la trama subterránea de los hongos que abarca las raíces y entrelaza todos los árboles entre sí.

Esta niebla balsámica que me rodea es cada vez más densa y finalmente penetra en mi interior en forma de fluido a través de las palmas de mis manos. Envuelve todo mi cuerpo. «Soy parte del bosque.»

Imagínese las sustancias saludables contenidas en el aire del bosque como mejor le plazca: déjese llevar por la imagen que

---

21. Thure von Uexküll y Wolfgang Wesiak, *Psychosomatische Medizin - theoretische Modelle und klinische Praxis*, pág. 477, Múnich, 2011.

aparezca en su fantasía. Tome en serio el lenguaje figurativo de su alma. Sabemos, por los estudios anteriormente citados, que la fantasía puede actuar sobre las funciones de nuestro cuerpo. El objetivo de este ejercicio es abrirse y estar físicamente receptivo para absorber las sustancias curativas del aire del bosque.

**Comunicarse con el sistema inmunitario**

A continuación abordaremos la parte más significativa del ejercicio: encuentre con la ayuda de su imaginación una imagen que simbolice cómo sus células nulas son fortalecidas por los terpenos anticancerosos del aire. A veces yo me imagino pequeños luceros del alba provistos de púas que, a modo de armas diminutas, circulan por mi sangre en busca de un objetivo, sin causarme ningún daño. Son transportados por el circuito sanguíneo a través de mi cuerpo. Me doy cuenta de que cada vez son más. Una se convierte en dos, dos en cuatro, cuatro en ocho y así sucesivamente. Veo con el tercer ojo que el proceso cada vez es más rápido: cien mil se convierten en doscientos mil, cuatrocientos mil... Percibo que estas diminutas estrellas de metal brotan de mi médula ósea como si fuera una gigantesca fábrica de células nulas que serán absorbidas por el torrente sanguíneo.

Mientras que los terpenos anticancerígenos del aire del bosque se comunican con su sistema inmunitario, usted también envía mensajes simbólicos codificados a este. Y tanto los que llegan del exterior como los de su imaginación están en la misma sintonía. Dicen: «¡Más células nulas!»

Por último, también puede imaginar cómo estas células nulas que ahora bullen en toda regla por su interior, se vuelven más activas y atacan a los agentes patógenos.

En la visualización de este proceso no existen barreras para la imaginación. Para seguir con el ejemplo de los luceros del alba: a menudo me imagino que empiezan a rotar cada vez más deprisa y así «quitan de en medio» a virus y bacterias.[22]

Este ejercicio creativo admite todo tipo de adaptaciones. Tal como se informa, respirar el aire del bosque estimula la producción de proteínas anticancerígenas. Con un poco de creatividad, podemos visualizar este proceso con imágenes creadas por nuestra propia imaginación con un resultado igualmente satisfactorio. No olvide que estas proteínas auxilian a las células inmunológicas en su lucha contra los intrusos y las células degenerativas y, por tanto, capaces de desarrollar un tumor. Estas se asientan en el interior de minúsculos proyectiles que son impulsados hacia su objetivo. Una vez alcanzado, se introducen en las células peligrosas y las obligan a suicidarse o las envenenan. Este guion, que se representa todos los días en el cuerpo humano, se puede traducir de muchas maneras en el lenguaje figurativo de la imaginación.

Por otro lado, hace ya mucho tiempo que el poder de la fantasía se emplea con éxito. Los representantes de la llamada psicología profunda, en la que se enmarca también el psicoanálisis de Sigmund Freud, se basan en el supuesto de que el ser humano está sujeto a fuerzas inconscientes. El propio Freud se hizo muy conocido porque entendía que las imágenes provenientes de la fantasía y las de los sueños eran el lenguaje del inconsciente e intentaba descifrarlo. Todavía hoy este lenguaje figurativo tiene gran importancia en el psicoanálisis y en todas las demás escuelas de la psicología profunda. Parte de los contenidos inconscientes de nuestra

---

22. Piense que para estos ejercicios de fantasía en el bosque no existen todavía análisis científicos de sus efectos. Existen análisis del efecto inmunoestimulante del aire del bosque y de los posibles efectos de los ejercicios de fantasía sobre el sistema inmunitario. Estos hechos los ha tomado el autor como base para estructurar el ejercicio de fantasía. Este ejercicio no está pensado para el tratamiento de enfermedades y no sustituye ni al tratamiento clínico ni a los chequeos médicos.

mente se comunican con nosotros en forma de imágenes figurativas y oníricas. También pueden ser visiones que emergen en un estado de vigilia. Algunos terapeutas envían a sus pacientes a realizar viajes de visualización creativa y los alientan a plasmar sobre un papel lo que han visto. Las composiciones plásticas son analizadas por los propios pacientes en presencia de los terapeutas. Estos parten de la idea de que los contenidos inconscientes se manifestarán durante el proceso, de manera que puede volver a encontrárselos en sus composiciones pictóricas. Ahora bien, todo esto se puede entender igualmente en sentido inverso: que es posible servirnos de la imaginación para enviar mensajes a nuestro «ser inconsciente» con objeto de influir sobre nuestra mente. Hay una rama en particular de la psicología profunda que se ha desarrollado fundamentalmente sobre esta idea. Es la psicoterapia imaginativa catatímica. Mediante ciertos ejercicios creativos donde aparecen imágenes y símbolos, sus representantes intentan hacer emerger determinados procesos inconscientes; y análogamente también influir en la vida psíquica de las personas, en su comportamiento e incluso sobre su cuerpo. Un símbolo muy conocido de fácil comprensión para nuestro cerebro es la goma. Muchos terapeutas usan esta imagen para «borrar» pensamientos obsesivo-compulsivos o sentimientos de culpa. Con su lenguaje figurativo, la fantasía ofrece, por tanto, un recurso de apoyo para sanar la mente humana.

Sin embargo, no somos los únicos que podemos interactuar con el inconsciente. Las plantas e incluso amplias extensiones de terreno también pueden hacerlo. En el siguiente capítulo conoceremos de qué modo las plantas y los paisajes se comunican con ciertas áreas de su cerebro inconsciente y cómo el lector puede utilizar esta misteriosa conexión para sentirse mejor psíquicamente, reducir el estrés y encontrar un apoyo «ahí afuera», en las situaciones difíciles de la vida.

# LA NATURALEZA Y
# EL INCONSCIENTE HUMANO

De cómo las plantas y el paisaje
se comunican con nuestro subconsciente,
atenúan el estrés y estimulan nuestra
concentración

*La mente humana es un producto del Pleistoceno*
*al que dio forma una naturaleza virgen*
*que ni mucho menos ha desaparecido.*[23]
DAVID W. ORR, profesor en ciencias del medioambiente
en la Universidad de Vermont, Estados Unidos.[24]

Sabemos con certeza que nuestro sistema inmunitario es sensorial
y capaz de comunicarse; y que no solo se encuentra en intercambio
permanente con otros sistemas como el hormonal y el nervioso,
sino también con el medioambiente. Con los demás órganos de

---

23. El Pleistoceno es parte de la historia de la Tierra. Comenzó hace unos 2,6
millones de años y finalizó antes de unos 12.000 años.

24. David W. Orr, *Love it or loose it - the coming Biophilia Revolution*, en: Edward O. Wilson y Stephen R. Kellert, *The Biophilia Hypothesis*, pág. 437, Island Press/
Shearwater Verlag, Washington, 1993.

nuestro cuerpo ocurre lo propio, evidentemente. En nuestro cerebro hay estructuras que están ininterrumpidamente conectadas con el mundo exterior y reaccionan a este. Trabajan de forma autónoma y sin que su «dueño» lo sepa. En este momento es probable que ya lo haya adivinado: al igual que sucede con el sistema inmunitario, en este caso también caminar por un prado florido o un romántico vergel tendrá sus repercusiones.

Acompáñeme al mundo del inconsciente, al reino de las funciones cerebrales arcaicas que, a lo largo de millones de años en la historia de la evolución, nos siguen vinculando con los reptiles y los anfibios. Nos aproximaremos a nuestras verdaderas raíces, a la conexión neurobiológica con la naturaleza de la que provenimos para averiguar, metafóricamente hablando, qué sucede cuando nuestro inconsciente siempre receptivo se acerca a su progenitora, «la Madre Naturaleza».

### Las huellas neuronales de la historia de la humanidad

Una vez tuve una visión muy especial. Fue tan vívida que todavía recuerdo cada detalle de aquella experiencia. Nunca hasta entonces había experimentado el mundo de mi fantasía de una forma tan real. Me hallaba recorriendo un paisaje montañoso y llegué a una extensa explanada. Entre dos elevaciones del terreno había un gran prado verde con unas píceas aisladas. A izquierda y derecha el bosque lo rodeaba todo extendiéndose en la lejanía sobre suaves colinas, cuyas laderas terminaban a los pies de la explanada. Era la hora del crepúsculo y ya veía las primeras estrellas en el firmamento. Pero el prado estaba iluminado por una luz que creaba un contraste surrealista con el atardecer. Llegué a un lugar en el que los árboles se abrían hacia mí en un semicírculo. Se me ocurrió pensar que aquel lugar me estaba esperando. Dejé la mochila en el suelo y miré hacia el horizonte por encima de los bosques de píceas. De repente la luz se volvió más intensa y se concentró en la zona donde me encontraba. Con la luz apareció de entre los árboles una figura que sin duda alguna había creado la naturaleza. Era un anciano con el pelo largo y gris. Podía distinguir cada una de las arrugas en su rostro que se aunaban alrededor de la boca en una suave expresión de benevolencia. Me contemplaba lleno de bondad y comprensión sin decir nada. Si tuviera que formular con palabras los sentimientos que me inspiró aquel anciano, el mensaje sería: «Eres aceptado como eres. Aquí estás en casa. Esta es la naturaleza de tu alma, el paisaje de donde vienes».

Aquel hombre de pelo largo y mirada benevolente me puso en la mano un pequeño cofre de madera labrado con extraños motivos. Lo abrí y extraje un trozo de raíz nudosa. Era un regalo muy significativo para mí. Expresaba con absoluta sencillez el vínculo con la naturaleza de la que provenía. Al igual que los árboles, yo también estoy arraigado en esta tierra. Cuando toqué aquella raíz sentí una emoción profunda que surgía de mi bajo vientre. Era una vibración poderosa y sorda que se extendió luego en una onda mientras impelía mi cuerpo hacia arriba acompasadamente. Notaba cómo esa fuerza ascendía en mi interior y experimenté la sensación de que me crecían ramas de los hombros y que estas se prolongaban en las alturas, meciéndose de un lado a otro como antenas sensitivas. La fuerte pulsación que llegaba de mi bajo vientre era constante. Sentía cómo me conectaba con los árboles de alrededor a través de las antenas orgánicas. El anciano me tomó de la mano mirándome varias veces a los ojos. La sensación de estar en casa y de que era aceptado tal como soy volvió a invadirme cuando me percaté de que las lágrimas corrían por mis mejillas. Y eso era real. Estaba tendido en el suelo, sobre una esterilla blanda completamente relajado y las lágrimas no dejaban de correr por mis mejillas a causa de la experiencia tan intensa que acababa de vivir. Los compañeros que tenía a mi alrededor fueron ajenos a todo cuanto me sucedió. Me encontraba con unas diez personas en una sala y la terapeuta que nos había guiado hasta el estado de trance preparaba nuestro regreso con su voz suave. Era un jueves por la tarde. Como cada semana, participaba en una de las sesiones prácticas que comprendían mi formación como terapeuta.

«Recojan sus mochilas, vuelvan a ponérselas sobre sus hombros y prepárense para el viaje de regreso», dijo la terapeuta. «Pero pueden dejar ahí cosas con las que han cargado siempre.» En ese momento tomé la decisión de dejar atrás las dudas sobre mí mismo y la inexorable autocrítica que hacía mella en mi interior una y otra vez, impidiéndome que mi ser pudiera desplegarse con plenitud. Si aquel anciano podía aceptarme tal como era sin prejuicios, con todas mis heridas y defectos, ¿cómo no iba a poder hacerlo yo? El hombre sabio asintió con la cabeza lleno de comprensión. Tomé su mano. No quería abandonarle. Cerró los ojos y esbozó una leve sonrisa. Luego miró ladera arriba. Había que volver. Sin embargo, me resistía con vehemencia a abandonar aquel lugar, a separarme de aquel bondadoso anciano. Difícilmente podía vencer el esfuerzo que me suponía. Leí en la mirada del hombre que aquel lugar y él mismo eran parte de mi persona en definitiva y que, por tanto, no los perdería. Hasta que no me transmitió este conocimiento tranquilizador no pude dejarlo ir y emprender el regreso.

«Ahora podéis desperezaros, respirar profundamente y abrir los ojos poco a poco.» Fui el último en hacerlo. Cuando me incorporé y me limpié las lágrimas de las mejillas con disimulo, todos los demás llevaban un buen rato despiertos, mientras que yo seguía aún medio paralizado por el encuentro con el anciano en aquel paisaje natural paradisiaco. Para poder continuar con aquel día de formación, antes tuve que salir a tomar el aire. Y me dejé llevar hacia un bosquecillo. Al ver aquellos árboles con sus vetustas cortezas ásperas, pregunté por el anciano. «Estaba aquí», fue la respuesta. Estaba en las plantas, en el arroyo que pasaba al lado. Y estaba en mí.

Ahora ya estamos muy cerca del fenómeno «biofilia», de la entrega del ser humano a la naturaleza, del anhelo interno que le inspira. Aquel viaje de trance era la expresión de mi vínculo con la naturaleza, el cual es inherente a mi persona en tanto que Homo sapiens e hijo de la naturaleza que soy. Aquellas imágenes de mi inconsciente permanecerán para siempre en mi recuerdo. A veces, sobre todo por la noche, evoco aquel lugar mágico en plena naturaleza y el anciano vuelve a hacer acto de presencia en mi memoria; consigo volver a sentir parte de aquella emoción. Ahora bien, ¿qué fue lo que me conmovió tanto en ese viaje al mundo de las profundidades de mi circuito neuronal? Desde mi punto de vista, hay dos factores que desempeñan un papel significativo en esta vivencia.

En primer lugar, aquel lugar tenía algo de paradisiaco para mí. El paisaje de mi fantasía estaba lleno de estímulos que llamaban al sosiego: amplios y mullidos prados, árboles protectores, bosques nutricios y los trinos de los pájaros. En suma, las piedras angulares del efecto Biofilia. Enseguida veremos cuáles son los estímulos que responden a un anhelo inconsciente y favorecen una curación psíquica en la vida real. La visión idílica de una naturaleza en todo su esplendor reflejaba mi propio anhelo de espacios vitales adecuados para las personas. Durante millones de años, el Homo sapiens se desarrolló a partir de la naturaleza, en la naturaleza y con la naturaleza. Por tanto, está claro que, desde el punto de vista evolutivo, estamos más conectados con los hábitats naturales que con otros urbanos, tecnológicos y altamente modernos. Si nos atenemos a la escala temporal de la evolución, los seres humanos apenas viven en las ciudades modernas unas cuantas milésimas de segundo con tecnología industrial a su alcance. Nunca habría experimentado unos sentimientos tan profundos si me hubiera propuesto entrar en trance en un cruce de calles o en una nave industrial. La biofilia es fruto de la historia tribal humana. Roger Ulrich, profesor de arquitectura y ciencias de la salud en la Universidad Técnica Chalmers, en Suecia, escribió: «En tanto que vestigios de la evolución, los seres humanos tendrían una tendencia innata a mostrar reacciones positivas y duraderas en la naturaleza, mientras que no ocurre así en un entorno urbano y moderno».[25] También esto es una acertada descripción del efecto Biofilia.

Que en nuestro cerebro haya imágenes inconscientes de un hogar evolutivo no es tan asombroso como el hecho de que casi siempre se trata de paisajes naturales vírgenes y salvajes. Y no soy el único que en un viaje de trance ha visto un espacio de vida natural en donde sentirse protegido. La terapeuta, que fue nuestra guía durante aquel viaje, me contó después que el relato de ese tipo de «visiones» es muy común. Los lugares creados por nuestra imaginación que muestran una naturaleza idílica casi siempre desencadenan sentimientos emotivos muy profundos que canalizan procesos de sanación psicológica y abren nuevas perspectivas, relataba.

Aún hay otra razón muy decisiva por la cual este viaje de trance me impresionó tanto. Es el anciano bondadoso que me acompañó. Había salido «de la naturaleza», de entre los árboles, así que me parecía parte del paisaje o como el alma de aquel. Lo envolvía una luz mágica que lo dominaba todo. El mensaje no podía ser más claro: el anciano de larga melena y expresión absolutamente saludable en el rostro alude a los aspectos positivos que genera la experiencia con la naturaleza. Estar en el medio natural, fuera del mundo civilizado moderno, lejos del ruido de la calle, del terror

---

25. Roger Ulrich, *Biophilia, Biophobia and natural landscapes*, en: Stephen Kellert y Edward O. Wilson (Ed.), *The Biophilia Hypothesis*, pág. 88, Island Press/ Shearwater Verlag, Washington, 1993.

consumista y sobre todo a cierta distancia de las expectativas de un jefe, de la directora del colegio, o de toda la sociedad, para nosotros, los seres humanos, significa ser aceptados tal como somos. En la naturaleza, o propiamente en el medio natural salvaje, cada uno de nosotros es solo un ser vivo entre otras innumerables formas de vida. Estamos rodeados de plantas y animales, de hongos y microorganismos que tienen algo en común: no nos juzgan y tampoco tienen pretensiones con respecto a cómo somos o cómo dejamos de ser. Sencillamente, estamos entre ellos, ensamblados con ellos en la red de la vida que rodea todo y nadie busca errores para luego hacernos reproches. Nadie trata de constreñirnos en un corsé ni nos exige que prestemos determinados servicios. En la naturaleza podemos ser como somos: hacendosos o vagos, tristes o alegres, rápidos o lentos, introvertidos o extrovertidos, heterosexuales, homosexuales, transexuales o asexuales, un potentado o un paria; y tanto da si nuestro físico se ajusta a los ideales de la sociedad o si tenemos un cuerpo que no se adecúa en absoluto a sus cánones. La naturaleza, los animales y las plantas no nos juzgan. Eso fue lo que me transmitió el anciano sabio en mi viaje de trance. Me miró con una expresión absolutamente exenta de evaluación y expectativa, como diciéndome: «Eres perfecto tal como eres. Aquí puedes mostrarte como eres».

El principio de la vida que se expresa en la naturaleza nos hace partícipes sin reservas de la fuerza vital que nos penetra. También este aspecto se manifestó en mi fantasía en el momento en que esa fuerza vital de la naturaleza se hizo visible en forma de aquella poderosa pulsación que me penetró y efectivamente creció en mi interior, de modo que me crecieron ramas provistas de antenas. Esta simbología de la expansión de mi personalidad, que mi inconsciente había concebido para mí, me causó una gran impresión. ¡Vaya con el efecto Biofilia!

Solo después de mi experiencia de trance supe, gracias a mis investigaciones, que «permitirse ser como uno es» es uno de los efectos psicológicos curativos más conocidos que nos depara una estancia en la naturaleza. Más adelante ya habrá ocasión de volver sobre este asunto y constatar que la naturaleza hace también de psicoterapeuta. Pero antes me gustaría ahondar un poco más en las neuronas, así como en otras cuestiones relacionadas con la evolución humana y el cerebro. Pues, en definitiva, se trata del inconsciente y su conexión con la naturaleza, tal como comprendí con toda claridad en mi viaje de trance.

# Sobre las estructuras arcaicas del cerebro

*Las personas deberían saber
que nada más que del cerebro salen alegrías,
gozos, risas, burlas y penas, dolor,
desesperación y lamentos.*
HIPÓCRATES DE COS, el médico más célebre de la antigua Grecia
(460-370 a.C.)[26]

El concepto del inconsciente se emplea desde el siglo XVIII. En los medios de comunicación y los libros de divulgación a veces se habla de «subconsciente». Sin embargo, ni siquiera Freud utilizaba este término. Hablaba exclusivamente de «inconsciente». El subconsciente es una invención del idioma cotidiano moderno y no recoge lo que realmente pretende expresar. Sugiere que habría algo así como una jerarquía en la mente humana y que lo «inconsciente» sería un compartimento secundario. Sin embargo, no es un arcón viejo y polvoriento arrinconado en la buhardilla en el que nunca miramos. Por eso, en este libro evito el concepto de subconsciente, en la medida de lo posible, y hablo más bien del inconsciente o, de lo contrario, escribo el concepto entre comillas.

En ocasiones somos presa de sentimientos o de patrones de comportamiento y, naturalmente, miedos, cuyas causas nos resultan incomprensibles conscientemente. Esto sucede cuando afloran contenidos anímicos inconscientes o cuando se activan funciones cerebrales primarias de supervivencia que siguen su curso de un modo ajeno a nosotros y de las que no nos percatamos de forma consciente.

---

26. Mark Bear, Barry Connors, Michael Paradiso, *Neurowissenschaften - ein grundlegendes Lehrbuch für Biologie, Medizin und Psychologie*, pág. 4, Springer Verlag, Berlín, 2012.

Algunos psicólogos dicen que el origen de los sentimientos y las pautas de comportamiento pueden «sumergirse» en las profundidades de nuestra mente y desde allí ejercer su poder sobre nosotros. Por eso los científicos han agrupado todos los enfoques psicológicos y psicoterapéuticos que tratan sobre el inconsciente en la psicología profunda.

También las emociones pueden originarse en el inconsciente. Los neurocientíficos Ray Dolan y Arne Öhman, ambos profesores universitarios, realizaron una serie de experimentos en Inglaterra y Suecia respectivamente. A los individuos que participaron en el estudio se les mostraba una serie de caras, una de ellas con expresión iracunda. Y cuando esta aparecía recibían una inofensiva descarga eléctrica en los dedos. Seguramente se acuerde todavía del perro de Pavlov al que conocimos en secundaria. El animal estaba tan condicionado por el hecho de que la campana sonaba cada vez que le daban la comida, que salivaba en cuanto la oía sonar. El condicionamiento clásico, ni más ni menos. Pues bien, Ray Dolan y Arne Öhman hicieron algo similar con las personas que participaron en su estudio. Y, efectivamente, constataron que la leve descarga eléctrica asociada a la expresión de furia provocaba de modo inequívoco una respuesta inconsciente de los individuos a la cara, a pesar de que ya no se les administraba descarga eléctrica alguna y que ya se les había retirado los electrodos de los dedos. La imagen de la cara iracunda era suficiente para provocar una reacción en los individuos, aun cuando no hubiera riesgo de recibir una descarga. Asimismo, la respuesta electrodérmica se acentuó, ya que las palmas de las manos les empezaron a sudar. Esta reacción corporal a la cara iracunda iba asociada con la desagradable sensación que causaba la descarga eléctrica. Sin embargo, aún no hemos llegado a lo más interesante del caso.

En otra ocasión, Ray Dolan y Arne Öhman mostraron a los sujetos de estudio una sucesión de caras con expresión neutra. Y estos no reaccionaron. A continuación, volvieron a pasar ante ellos la imagen de la cara iracunda confundida entre todas las demás solo por unas fracciones de segundo. Y he aquí que, de repente, todos reaccionaron con una fuerte sudoración aunque afirmaban no haberla visto, lo que demostraba que de cualquier modo el inconsciente había registrado la imagen de la cara iracunda, suscitando una reacción mensurable. El concepto de la emoción inconsciente está basado en los experimentos de Ray Dolan y Arne Öhman.[27] Nuestro «subconsciente» posee una rapidez espantosa. Reacciona a los estímulos del exterior incluso antes de que nos demos cuenta de ellos desencadenando emociones, de ahí que sus causas permanezcan ocultas. Se trata de procesos completamente inconscientes. Enseguida veremos que en la naturaleza abundan los estímulos que desencadenan emociones inconscientes: unas positivas y agradables y otras negativas y desagradables.

En la búsqueda de las causas ocultas a las que obedecen nuestras sensaciones y pautas de comportamiento, la neurobiología se ha topado con algunas estructuras ancestrales del cerebro. Lo que pasa ahí puede denominarse, sin exagerar, como lo más inconsciente del «subconsciente». Nada en nuestra mente permanece más oculto que los procesos inherentes a estas zonas arcaicas del cerebro. Y sin embargo tienen drásticas repercusiones sobre nuestras vivencias, comportamientos, emociones y sentimientos. Estas estructuras son propiamente las que emergen cuando nos encontramos en la naturaleza. Es nuestro cerebro reptiliano, también denominado tallo cerebral, el que se manifiesta y el sistema límbico, que se circunscribe en forma de anillo alrededor del primero.

El cerebro reptiliano es depositario de la herencia arcaica del ser humano y de otros muchos animales que, según se ha demostrado, ha rebasado ya más de 500 millones de años de evolución.

---

27. Mark Bear, Barry Connors, Michael Paradiso, *Neurowissenschaften - ein grundlegendes Lehrbuch für Biologie, Medizin und Psychologie*, págs. 635-636, Springer Verlag, Berlín, 2012.

Como su nombre indica, este nos une con los reptiles y los anfibios. Aunque no es más grande que el pulgar, regula las funciones vitales más importantes de nuestro cuerpo como el latido cardiaco, la presión sanguínea, la respiración y la sudación. El cerebro reptiliano vela por nosotros cuando dormimos. Regula minuciosamente las distintas etapas de reposo para encauzarnos al sueño, a la vez que activa otras áreas cerebrales con objeto de que podamos tener experiencias oníricas. La serotonina es una hormona que se produce también en el cerebro reptiliano y juega un papel significativo en el control de nuestro estado de ánimo. En resumen, el cerebro es una importante central de conmutación que trabaja de forma completamente inconsciente y autónoma. Ejerce una inmensa influencia sobre nuestras funciones vitales y sobre nuestro bienestar emocional y, además, se encuentra en intercambio permanente con el medioambiente. Muchas impresiones del exterior pasan primero por nuestro cerebro reptiliano, ya que diez de los doce nervios cerebrales se originan en esta parte del cerebro. Por eso reacciona al instante a cualquier estímulo cuando nos encontramos en la naturaleza.

En lo que atañe a nuestro vínculo arcaico con la naturaleza, el sistema límbico adquiere asimismo gran importancia. Desde el punto de vista evolutivo, se desarrolló entre doscientos y trescientos millones de años atrás. Esta veterana área cerebral es en gran parte responsable de las emociones y los sentimientos, aunque no la única, e influye además sobre la sexualidad. En un capítulo posterior, dedicado a experimentar la naturaleza y a la vida sexual humana, volveré a hacer hincapié en esta materia. El sistema límbico nos informa de cuándo podemos relajarnos y descansar, pero también de cuándo debemos ser activos y prepararnos para la huida. Esta función se va a revelar de crucial importancia a continuación, cuando nos ocupemos, por ejemplo, de cómo podemos liberarnos del estrés, recuperar nuestras fuerzas mentales, focalizar de nuevo la atención o deshacernos de miedos y preocupaciones gracias a la convivencia con la naturaleza.

Los neurocientíficos modernos están convencidos de que los procesos vinculados al sistema límbico también desempeñan un papel significativo en ciertas enfermedades psíquicas como la depresión, la esquizofrenia, los trastornos de ansiedad o la bipolaridad, conocida igualmente como «enfermedad maniaco depresiva».[28]

## El joker de la evolución: reducción del estrés en el cerebro reptiliano

*Cuando contemplemos el cerebro humano como un órgano que en el transcurso de la evolución se ha desarrollado para analizar el entorno desde la prehistoria y reaccionar en consecuencia, entonces empezaremos a ver la interacción del ser humano con el mundo natural de un modo muy distinto.*

GORDON ORIANS, profesor emérito de biología por la Universidad de Washington, Seattle.[29]

Como vemos, el cerebro reptiliano y el sistema límbico quizás influyen sobre nuestro bienestar más de lo que nos parece conscientemente. Después de todo, ambos vigilan el medio en el que vivimos en todo momento y responden en consecuencia. Si hay indicios de peligro, salta la alarma que nos incita a emprender la fuga. Y lo próximo es: *flight or fight,* es decir, huir o luchar. Estas funciones son vitales y se han desarrollado en el transcurso de la evolución humana. Trate de disfrutar de un agradable picnic al lado de un león hambriento y verá cómo su cerebro reptiliano se

---

28. *www.dasgehirn.info*, fecha: 30 de noviembre de 2014.

29. Gordon Orians y Judith Heerwagen, *Humans, habitats and aesthetics*, en: Stephen Kellert y Edward O. Wilson (Ed.), *The Biophilia Hypothesis*, pág. 139, Island Press/Shearwater Verlag, Washington, 1993.

ocupará de impedírselo. Inmediatamente la amígdala empezará a segregar hormonas del estrés y el cerebro reptiliano pondrá todos los órganos en estado de alerta. Que un estímulo del medio exterior sea percibido o no como un peligro es algo que se decide en milésimas de segundo. Pero no es necesario un león hambriento para desencadenar esta serie de procesos en cascada que en última instancia lo único que provocan es estrés.

En el libro titulado *Leb wohl, Schlaraffenland* [Vive bien en el país de Jauja][30] que escribí con el actor y cabaretista austriaco Roland Düringer, este escribe: «Nuestros antepasados estaban expuestos al constante peligro de ser devorados por tigres de dientes de sable. El encuentro con uno de estos animales desencadenaba estrés y si no conseguías huir del depredador sencillamente te devoraba. En la actualidad, los tigres de dientes de sable se han extinguido, como sabemos, y difícilmente habrá animales salvajes que quieran matarnos. No obstante, dado que por lo visto necesitamos saber qué se siente al ser cazados, nos hemos creado nuestros depredadores. Y seguimos capitulando ante los tigres de dientes de sable modernos, aunque seamos nosotros quienes los hemos puesto en el mundo».

Roland Düringer pensaba que la vida cotidiana moderna está sujeta a tantos imperativos como uno se imponga. El estrés y las respuestas de huida no solo se desencadenan ante la amenaza de animales, seres humanos o fenómenos de la naturaleza; existen además otros detonantes como la vida urbana con el intenso ruido y el tráfico, las cargas que se asumen en el puesto de trabajo, la presión del rendimiento y las citas o un sentimiento de inadecuación por tener que acogerse a un determinado ideal que no se desea en absoluto. Pueden ser las expectativas de los superiores, las de los profesores o las de los padres, pero también las que nosotros

---

30. Roland Düringer y Clemens G. Arvay, *Leb wohl Schlaraffenland - die Kunst des Weglassens*, edition a Verlag, Viena, 2013.

mismos nos imponemos. «La sobreestimulación» es otra palabra que suele aparecer fácilmente en cualquier manual moderno de neurobiología en relación a las respuestas del cuerpo al estrés.

Todos estos lastres pueden ser calificados de amenazantes por el cerebro reptiliano y el sistema límbico, como sucedía con el león hambriento y el tigre de dientes de sable. La única diferencia es que no corremos delante de ellos. En cuanto las áreas de nuestro cerebro arcaico activan el estado de alarma, la distensión, el descanso, y también la creatividad y el libre pensamiento se quedan congelados. Nuestro organismo sabe hacer frente a situaciones de estrés agudo contrarrestándolas mediante complicados sistemas de control neurobiológico y hormonal. Sin embargo, el exceso de cargas en el puesto de trabajo, en la escuela, en la universidad, por la situación de la vivienda o por el ritmo frenético de la vida urbana o por la presión que genera verse obligado a cumplir las expectativas sociales la mayoría de las veces no las disminuye sino que las prolonga a largo plazo. Y los sistemas de control naturales del estrés agudo fallan. Así puede aparecer el estrés crónico.

Las enfermedades más comunes de nuestra civilización condicionadas por el estrés son la escasa capacidad de concentración, las enfermedades cardiacas y del sistema circulatorio, los trastornos del sueño, la ansiedad, la depresión, los trastornos alimentarios, las adicciones, los trastornos intestinales, la insuficiencia de defensas o las neurosis. Estos factores relacionados con el estrés también pueden jugar cierto papel en el origen del cáncer, como ya se ha demostrado.[31]

El cerebro reptiliano y el sistema límbico tienen, por tanto, una importancia decisiva para saber si podemos relajarnos en un determinado lugar o situación o si, por el contrario, nos encontramos en modo de alarma y de huida. Estar en la naturaleza no nos

---

31. Ludger Rensing y otros, *Mensch im Stress - Psyche, Körper, Moleküle*, pág. 333, Springer Spektrum Verlag, Heidelberg, 2013.

acelera como ocurre con el ritmo frenético de la vida cotidiana, sino que suele llevarnos al modo relajación. La naturaleza es un recurso inmensamente efectivo para crear distancia con respecto a las situaciones que desencadenan estrés. Los científicos investigan qué *inputs* provenientes de la naturaleza activan «relajar» y «descansar» en nuestras áreas cerebrales ancestrales en lugar de «estado de alarma» y «modo huida».

Roger Ulrich, arquitecto y profesor de ciencias de la salud en la Universidad de Chalmers, en Suecia, y en la Universidad de Aalborg, en Dinamarca, investiga el modo en que la naturaleza y los jardines de los hospitales contribuyen a aliviar los dolores crónicos y los cuadros de estrés crónico en los pacientes. Junto a otros científicos, ha trabajado en la *Aesthetic-Affective-Theory*, es decir, en la teoría de la afectividad estética. Tal vez este término le suene rimbombante de entrada, pero enseguida vamos a aclarar su significado. En sentido literal, «estética» remite a la enseñanza de la percepción a través de los sentidos, independientemente de si algo es feo o bonito. Cualquier afectividad puede estimular nuestro ánimo. Los afectos son desencadenados inconscientemente por el así llamado cerebro arcaico. La teoría de la afectividad estética se ocupa de la forma en que determinadas percepciones sensoriales en la naturaleza actúan sobre nuestros afectos para decirnos «relájate …» o «¡sal corriendo!» Los afectos tienen tanto poder sobre nosotros precisamente porque operan al margen de la conciencia, si bien están conectados con la motivación y hasta incluso con algunas reacciones corporales. Y por tanto debemos obedecer. En cierta manera, nos controlan.

No hace falta ser científico para adivinar que la naturaleza produce un estímulo de sosiego. El canto de los pájaros que se oye en un bosque frondoso desde la copa de cualquier árbol y que nuestros oídos perciben como un dulce juego de sonidos no puede sintonizar nuestra afectividad con la alarma y la huida, sino que favorece un estado de ánimo de sosiego. Los pájaros no representan una amenaza y las áreas de nuestro cerebro arcaico, entrenadas por la evolución, lo saben. Lo mismo puede decirse del murmullo de un arroyo que acaso discurra colina abajo por una alfombra de hierba. Asimismo, un espléndido seto de arbustos de bayas en la linde del campo provoca sentimientos de satisfacción. Estas frutillas siempre fueron agradables a la vista para nuestros ancestros, cuando todavía eran recolectores. Después de todo, las deliciosas bayas eran parte de su alimento, entre otras cosas. Nuestro cerebro relaciona alimentación con supervivencia, no con peligro y huida. Esto vale decir también acerca de las flores. «¿Por qué una flor es tan bonita?», me preguntaba Roland Düringer, el cabaretista y actor al que he aludido antes. La respuesta a esta cuestión podría sonar bastante decepcionante en los labios de un biólogo evolucionista. Las plantas de flores indican a nuestro cerebro entrenado por la evolución que hay alimento cerca. Nuestros antepasados recolectaban la miel que las abejas elaboran a partir de su néctar y también se comían el nutritivo polen en un visto y no visto. Una flor, tras la polinización, suele convertirse en un fruto comestible, poco importa que sea una fruta, una baya, una nuez o una hortaliza como un tomate, un pimiento o una berenjena. Durante un paseo por el bosque es posible advertir cómo cautivan nuestra atención las incontables setas y las bayas comestibles, o las bayas negras de saúco y las luminosas inflorescencias de los serbales en otoño. Disfrutamos de estas impresiones. Nos sentimos fascinados por la belleza de la naturaleza, en parte también porque tiene utilidad para nosotros. Porque consumimos sus dádivas y las absorbemos en forma de nutrientes. A la vista de unas bayas así, además de su belleza estética, nos atraen las sensaciones culinarias que despiertan. Quizás en este instante esté pensando: «¡Pero si las frutillas de los serbales son venenosas…!» No hay de qué preocuparse. Solo es un rumor que ni siquiera nosotros los biólogos hemos podido borrar de este mundo hasta la fecha. Estos luminosos racimos de bolitas anaranjadas enracimadas, que destacan en el follaje otoñal, no son tóxicas. Todo lo contrario, eran muy utilizadas en la cocina. Ciertamente, crudas contienen una sustancia que puede resultar fuerte para el estómago,[32] pero se elimina durante su cocción. Las frutillas del serbal poseen un alto contenido en vitamina C y son apropiadas para la elaboración de gelatinas y cremas de frutas, confituras y bebidas.

Los árboles prestaban a nuestros antepasados buenos servicios; les daban sombra y cobijo, les brindaban un emplazamiento seguro para dormir y comer con tranquilidad y a menudo eran una fuente de alimento, dado que buena parte de ellos son comestibles: las flores y los frutos, los brotes y las hojas, así como algunas raíces o la savia que fluye por el interior del tronco y que es rica en minerales. El jugo del abedul es utilizado todavía hoy por algunos pueblos que viven en armonía con la naturaleza como analgésico y como refrescante. Sin olvidar que nuestros ancestros a menudo encontraban la miel de las abejas silvestres en las copas de los árboles. Hoy, igual que antaño, casi todas las personas tienen una relación especial con los árboles.

Pensemos ahora en unas aguas tranquilas, en los lagos de un entorno paradisiaco, por ejemplo: tampoco estos representan ningún peligro y además daban a nuestros antepasados alimento en forma de pescado. Determinados estudios han revelado que tanto los niños como los adultos de todo el mundo manifiestan una notable preferencia por las superficies de aguas cristalinas y tranquilas; que estas despiertan sentimientos positivos en todas las personas y que invitan a la relajación en el cerebro reptiliano, independientemente del ambiente cultural en el que hayamos crecido. El hecho de que seamos particularmente sensibles a las superficies de agua cristalinas es un vestigio significativo de nuestra evolución. En primer lugar, para el hombre era importante reconocer agua potable

---

32. Ácido parasórbico.

en paisajes abiertos incluso a grandes distancias. Las corrientes de agua proporcionan igualmente alimento y a menudo agua apta para beber. También hay numerosos olores de la naturaleza que nos tranquilizan. Un entorno de aire puro donde respirar bien favorecerá la relajación; y el perfume del suelo del bosque con su olor a hongos tampoco resulta amenazante en absoluto, sino que huele a algo comestible y sabroso. Nada de todo esto activará en nuestro cerebro la predisposición de huida o de lucha. La naturaleza está repleta de estímulos estéticos, ruidos y olores que crean en nuestra cabeza las bases neurobiológicas para sentirnos bien y relajarnos.

A lo largo de millones de años el Homo sapiens no se ha desarrollado en desfiladeros de cemento ni en ciudades densamente pobladas ni mucho menos, sino en hábitats naturales, donde predominaban plantas, animales, ríos, montañas, lagos, colinas y praderas. Así pues, no tiene nada de extraño que el cerebro reptiliano y el sistema límbico se manejen a sus anchas en un entorno natural. Después de todo, el hogar donde hemos evolucionado es la naturaleza. Formamos una trama con la naturaleza; y el cerebro reptiliano junto al sistema límbico constituyen un centro de control de biofilia inconsciente, es el nexo de conexión con la naturaleza a la que pertenecemos.

En el programa de Markus Lanz en la ZDF, el antropólogo y escritor de temas divulgativos Wolf-Dieter Storl planteaba la cuestión en sus justos términos: «En el mundo moderno y en este país solemos olvidar algo muy importante: que dependemos del suelo. Que el sol, el clima y las plantas son algo fundamental, que en nuestra evolución nos hemos desarrollado a su lado como copartícipes».[33]

---

33. ZDF Markus Lanz, 29 de enero de 2014.

Los científicos que se dedican a estudiar la relación del hombre con la naturaleza han investigado en numerosos estudios qué elementos del paisaje influyen especialmente en la reducción de los niveles de estrés, de tal manera que nuestras estructuras cerebrales arcaicas de «huida o lucha» se activen en «relajación». Para ello, un grupo de personas fue sometido a diversos exámenes en el entorno natural. Se midieron sus indicadores de estrés en la sangre, se registró su actividad cerebral y les hicieron entrevistas. Después, estos se cotejaron con los resultados de los análisis efectuados en los paisajes urbanos, claro está. Y la naturaleza siempre sacó ventaja, si bien en los parques próximos a la ciudad los valores alcanzados sin duda fueron relativamente satisfactorios. Si desea eliminar el estrés y sintonizar el área de su cerebro arcaico en el modo relajación, busque la proximidad de los siguientes elementos paisajísticos en la naturaleza o en un parque:

- aguas serenas y cristalinas como lagos, estanques y lagunas,
- corrientes de agua tranquilas como arroyos y ríos (los rápidos y las aguas turbulentas pueden ser muy estimulantes, pero son poco adecuados para relajarse y eliminar el estrés),
- el mar,
- flores, árboles y arbustos en flor, así como campos floridos,
- huertos con frutas y hortalizas,
- setos de arbustos de bayas,
- lugares tranquilos donde puedan olerse o crezcan a la vista hongos,
- en general aquellas plantas y formaciones vegetales donde haya pájaros para escuchar su canto,
- árboles con amplias copas bajo las que encontrar protección,
- o árboles a los que trepar para contemplar el paisaje.
- claros o prados con árboles y arbustos dispersos como en la sabana. De qué modo actúan sobre nosotros estos tipos de relieve, lo averiguaremos a continuación.

A propósito de «árboles», Gordon Orians, profesor emérito de biología en la Universidad de Washington, en Seattle, es un auténtico experto en el tema y posee un amplio archivo fotográfico sobre formas arbóreas, que ha recopilado con su mujer, la psicóloga medioambiental Judith Heerwagen. A su lado investigó en un grupo de personas qué formas arbóreas son las más apreciadas con la ayuda de esas instantáneas.[34] Ambos científicos descubrieron que cuando evaluamos espontáneamente los árboles por su apariencia, de modo inconsciente, nos atenemos a tres reglas. En primer lugar, nos gustan los troncos que estén en buenas condiciones para poder trepar, en comparación con otros que nos ofrezcan escasa sujeción. Segundo, preferimos árboles con copas que nos brinden una sombra eficiente. Y tercero, por intuición, orientamos la vista hacia aquellos que puedan ser de alguna utilidad para nuestra salud y que nos sirvan de alimento.

Lo que deja entrever que a menudo la estética y el pasado evolutivo están estrechamente entrelazados. Esto se reconoce también en el hecho de que las personas se relajan más en aquel tipo de paisaje donde su nivel de estrés disminuye de forma más eficiente. Este paisaje está relacionado a su vez con nuestros antepasados.

### El efecto sabana

Por lo que hemos visto hasta aquí, está claro que nuestra sensibilidad estética surge en interacción con la naturaleza, en cuyo seno se ha desarrollado la humanidad. Nuestra biofilia es una creación de la Tierra, el planeta donde vivimos. Nos une a nuestro origen. Seguramente, los habitantes de la luna telúrica Pandora de la pelícu-

---

34. Gordon Orians y Judith Heerwagen, *Humans, habitats and aesthetics*, en: Stephen Kellert y Edward O. Wilson (Ed.), *The Biophilia Hypothesis*, págs. 157-163, Island Press/Shearwater Verlag, Washington, 1993.

la *Avatar* tendrían más posibilidades de relajarse y aliviar su estrés en un claro azulado del bosque, puesto que allí las especies habían evolucionado en un hábitat dominado por plantas azules y no verdes, como en nuestro planeta. La naturaleza en la que nos desenvolvemos nos ofrece un entorno que desde el punto de vista evolutivo se adecúa perfectamente a nuestra especie. Eso en sí ya tiene más potencial que estar en un embotellamiento en medio del ruido de las grandes ciudades.

A propósito de *Avatar*: tampoco a nosotros, los habitantes de la Tierra, nos dejaría indiferentes el esplendor de las plantas azuladas en Pandora, muy al contrario, su belleza también nos impresionaría. La razón se debe en buena parte a que el director James Cameron, un hombre con un sentido de la biofilia muy marcado, tomó como modelo la diversidad de formas que exhiben los bosques tropicales para representar el mundo vegetal en Pandora. De este modo, se presentaba al público de la sala una naturaleza ligeramente modificada y, a la vez, muy próxima a nuestro propio escenario de desarrollo. Por eso, la respuesta a la biofilia ha sido inmensa, a lo que se debe en gran medida el éxito de *Avatar*. Además, en esta película se plantea que la naturaleza está regida por una especie de principio de belleza «universal» que no solo funciona con las plantas verdes, sino también con las azules.

Pero volvamos a la Tierra: sabemos por algunos estudios que los diferentes tipos de paisajes también generan respuestas distintas en el cerebro reptiliano y en el sistema límbico en relación a la disminución del estrés. Muchas personas dedicadas a sus objetivos de estudio en todo tipo de paisajes se han prestado a que los investigadores de campo midieran sus niveles de estrés, por ejemplo en la sangre y en la saliva, y registraran su actividad cerebral. Esto ha revelado que hay un paisaje en concreto donde nosotros, los seres humanos, nos relajamos muy satisfactoriamente y podemos liberarnos del estrés. Es el de la sabana, caracterizado por superficies verdes cubiertas de hierba, donde también hay árboles y arbustos.

Sin embargo, aquí las plantas leñosas no crecen tan densamente como en un bosque, sino que aparecen algo dispersas. Por supuesto los paisajes que presentan cierta similitud con la sabana no se circunscriben a una determinada región geográfica, sino que se encuentran en casi todos los lugares del planeta. Los paisajistas saben desde hace tiempo que la sabana incita al descanso, por eso casi todos los parques orientados al esparcimiento se diseñan según este arquetipo. El Central Park de Nueva York es un ejemplo mundialmente conocido de un parque tipo sabana donde las personas se encuentran con ganas de relajarse. Los románticos vergeles, las praderas y los claros del bosque o los singulares huertos frutales no son otra cosa que arboledas luminosas que recuerdan a las sabanas. No es sorprendente que los huertos frutales y los vergeles no sean utilizados solo para la producción agrícola, sino también con mucho acierto como espacio de psicoterapia.

Según una teoría que es objeto de controversias entre los científicos, nuestra inclinación natural hacia los paisajes que recuerdan a las sabanas se podría explicar por la evolución humana. Aunque sin duda se ha refutado que nuestros primeros ancestros empezaran a caminar erguidos en las sabanas de África, no puede negarse que han sido un escenario importante en el desarrollo de la humanidad. Al margen de esta cuestión, hay una razón muy esclarecedora por la que nuestro nivel de estrés casi desaparece en estos paisajes y parques. El paisaje específico de la sabana nos ofrece una buena panorámica sobre la superficie herbácea y los árboles se encuentran suficientemente alejados entre sí como para prolongar la mirada a través de ellos y mantener una visión general del entorno. Hay pocos lugares que puedan escaparse a nuestra vista, o que impliquen el riesgo de un peligro mortal, encarnado en un depredador u otro atacante al acecho. Por eso, nuestro cerebro reptiliano y nuestro sistema límbico, que funcionan de acuerdo con los parámetros de la evolución, ven en este tipo de entornos muchos menos motivos para lastrarnos con una afectividad alarmista. Las sabanas se adecúan de forma inmejorable a la complexión humana. Allí podemos desenvolvernos sin trabas con el paso erguido, sobre las dos piernas, y con los brazos libres. No vamos a golpearnos con la intrincada maleza ni tampoco tenemos que salvar obstáculos. Para nuestros ancestros la sabana era el lugar más seguro. Allí había buenas oportunidades de caza entre los animales salvajes y muchas plantas cuyas raíces, frutos, hojas, semillas y polen eran comestibles. Las sabanas brindaban además numerosos puntos de agua que se podían avistar desde la lejanía, como lagos y ríos para capturar peces. Entre los biólogos evolucionistas es indiscutible que el acceso al agua potable era, y sigue siendo, uno de los criterios fundamentales de la selección natural. Es algo lógico y no tiene nada que ver con la *supervivencia del más apto*. El agua es primordial para la supervivencia y la continuidad de la especie humana. Los directivos de los grandes consorcios dedicados a la venta de productos alimenticios deberían pensarse dos veces cómo pretenden explicar que el agua es un bien de consumo por el que hay que pagar un precio. No obstante, me estoy desviando del tema.

Para los pueblos de cazadores y recolectores, los paisajes de tipo sabana, por tanto, eran ideales para la vida y la supervivencia. Desde el punto de vista filogenético, nuestra biofilia adquirió forma en buena medida a través de la sabana. Al igual que los animales, las personas tenemos un sexto sentido para saber si un espacio vital es favorable o no. A lo largo de millones de años en la historia de la evolución, este sensorio común se ha escrito en el cerebro de las personas y los animales. Los hábitats apropiados desencadenan sentimientos positivos e inclinación a la relajación. Este es otro motivo por el que reaccionamos de una forma favorable a los paisajes tipo sabana.

Uno de los estudios donde se demuestra precisamente esto fue realizado, ya en 1982,[35] por John Falk, biólogo, pedagogo y profe-

---

35. John Falk y J.D. Balling, *Development of visual preference for natural environments*, en: *Journal of environment and behaviour 14*, págs. 5-28, 1982.

sor en la Universidad de Oregón. Falk hizo una prueba al azar con cien personas en el noroeste de Estados Unidos y constató que, por término medio, los niños preferían la sabana antes que otros paisajes más familiares para ellos. Les mostraba fotos de paisajes y los participantes debían decidir espontáneamente cuál de ellos les complacía más y dónde les gustaría quedarse más tiempo. La sabana ganó claramente entre los niños. Las personas de más edad reaccionaban ante la sabana al menos de forma tan satisfactoria como lo hacían frente al paisaje de costumbre, y en ocasiones incluso mejor. El profesor Falk repitió el estudio en 2009 con habitantes de los bosques tropicales nigerianos. Sorprendentemente, gracias a este estudio se pudo ver que todos preferían los paisajes de la sabana antes que el bosque tropical donde vivían, a pesar de que un 80 % de ellos nunca había estado en toda su vida fuera de allí.[36] Otros científicos llegaron a la conclusión de que, además, en los países industrializados la gente también encuentra más atractivas las formas arbóreas características de la vegetación de la sabana. El recuerdo de las sabanas está profundamente marcado en nuestro inconsciente.

Es posible que, en el futuro, los médicos y terapeutas receten a sus pacientes de *burnout* paseos y comidas campestres en un claro del bosque, en parques próximos a la naturaleza, en huertos frutales o en adorables paisajes herbáceos poblados de árboles y arbustos. Estoy bosquejando un escenario absolutamente realista. Por el contrario, sería utópico, aunque del todo legítimo, exigir que las mutuas de salud financien estancias en la sabana africana para curar a pacientes con *burnout*, depresiones o enfermedades crónicas ocasionadas por el estrés. Efectivamente, aún está muy lejos. En la actualidad, ni siquiera hemos llegado a conseguir que las mutuas

---

36. John Falk y J. D. Balling, *Evolutionary influence on human landscape preference*, en: *Journal of environment and behaviour*, doi: 10.1177/0013916509341244, 2009.

de salud financien los tratamientos de psicoterapia a quienes lo necesiten.

Iría en contra de mi experiencia y acaso también de la suya propia tratar de relajarse y combatir el estrés en los paisajes y parques tipo sabana nada más. «El desierto[…] me pone fácilmente la piel de gallina», me decía el presentador Wolfram Pirchner, durante nuestra entrevista para un programa de la televisión austriaca en verano del año 2014. «El desierto tiene algo que desacelera, algo eterno. Tranquiliza y nos libera del estrés. En el desierto no hay estrés», decía con entusiasmo este moderador que había padecido graves ataques de pánico cíclicos. Durante años, fue muy difícil para él abandonar su casa y el estudio de TV porque eran los únicos lugares donde se sentía seguro. Entre otras cosas, encontraba alivio a través de sus experiencias con la naturaleza. El desierto siempre había sido un lugar que le había brindado curación. Sin embargo, tras superar los temores iniciales de toma de contacto, también en los bosques encontró relajación y reposo e incluso comenzó a abrazar a los árboles primero con reticencia y luego con auténtica pasión, siguiendo las recomendaciones de su terapeuta. «De entrada pensé que aquella mujer se había pasado de lista, porque Wolfram Pirchner no iba a abrazar ni un roble ni un haya tampoco. Pero luego lo hice. Y fue conmovedor en el auténtico sentido de la palabra sentir aquel árbol del bosque aunque no hablara conmigo. Fue una vivencia muy intensa. La naturaleza me dio fuerza, para mí representa vida. El televisor no lo es, da igual el programa que sea. La naturaleza es vitalidad.»

Como muestra la experiencia del moderador de televisión Wolfram Pirchner, no debemos desdeñar los bosques como paisajes que curan y reducen el estrés. Que por causas evolutivas las sabanas estén en consonancia con las partes arcaicas de nuestro cerebro no significa que los bosques, con su aura misteriosa y a menudo mágica, no tengan el potencial necesario para servir como «espacios del alma». No resulta difícil comprender que nuestro cerebro se muestre algo reticente a adentrarse en la espesura. Muchas personas instintivamente reflexionan, meditan, hacen picnic y se relajan en las lindes o en los claros de los bosques o en los paisajes en forma de sabana ya mencionados, como praderas, huertos de frutales y parques. En el bosque, donde enseguida nos asalta la sensación de no poder abarcar todo lo que pulula y se mueve a nuestro alrededor, no es tan sencillo soltar el control, ni siquiera cerrar los ojos y menos si estamos solos y en el fondo de una zona boscosa. Ya hemos visto con detalle que esto tiene relación con nuestros sistemas de alarma interna. El matrimonio de psicólogos Rachel y Stephan Kaplan, ambos profesores en psicología medioambiental en la Universidad de Michigan, también subrayan la necesidad del ser humano de encontrar un lugar donde sentirse seguro. Lo que importa es «ver sin ser visto», escriben en su manual de psicología medioambiental. Desde esta premisa, la relajación profunda y el descanso solo son factibles porque nuestro cerebro nos da permiso. Los Kaplan, ambos docentes en la Universidad de Michigan, están considerados en todo el mundo los pioneros de la psicología medioambiental y saben manejarse como pocos con las sinuosidades del cerebro humano, responsables de nuestra relación con el medioambiente. Estos denominan *shed*, o sea, «cabaña», a la necesidad humana de tener un cobijo seguro en la naturaleza. En este contexto, las casas en los árboles, las grutas y los albergues en pleno bosque se convierten en lugares donde restablecerse por completo. La naturaleza pone a nuestro alcance estos escondites cuando recorremos la floresta con los ojos abiertos en busca de relajación y desapego. En la mayoría de los bosques aparecen con frecuencia islas de espesos arbustos. Quien se establece en su interior puede ver, mientras que desde fuera es imposible distinguir nada tras la maraña de esa zona intrincada. En el bosque hay numerosos escondites naturales que ya descubrieron y utilizaron nuestros antepasados. Subirnos a un árbol o tomar asiento en un peñasco es otro recurso. Un lugar elevado nos ofrece siempre una buena panorámica y no es tan fácil que un animal o una persona pase desapercibido. En espacios así uno puede relajarse, soltar el control y liberarse del estrés.

## El bosque, un espacio para el alma

*Cuando necesito reposo, busco el bosque más recóndito,*
*la más impenetrable y vasta ciénaga.*
*Me adentro en él como en un lugar sagrado.*
*Allí está la fuerza, la médula de la naturaleza.*
HENRY DAVID THOREAU, filósofo universal,
Estados Unidos, (1817-1862)[37]

Un equipo de seis científicos japoneses, entre ellos médicos, biólogos y psicólogos, investigó en un exhaustivo estudio qué propiedades del bosque poseen efectos favorables sobre la mente humana.[38] En este trabajo, publicado en el año 2003, los investigadores contaron con la colaboración de 168 personas en catorce regiones boscosas. Con objeto de establecer comparaciones, este programa de investigación se llevó también a catorce zonas urbanas.

Las personas que participaron en este estudio describieron el ambiente forestal con palabras como «placentero» y «encantador». La mayoría estuvo de acuerdo en que los bosques representan la máxima expresión de lo natural, excepto los monocultivos de árboles únicamente orientados a la producción de madera. Los investigadores constataron que la estancia en la floresta hacía dismi-

---

37. Henry David Thoreau, *Vom Spazieren* (del original en inglés, *Walking*), págs. 46-51, Diogenes, Zúrich, 2004.

38. Bum-Jin Park y cols., *Psychological evaluation of forest environment and physical variables*, en: Qing Li (Ed.), *Forest Medicine*, págs. 37-54, Nova Biomedical Verlag, Nueva York, 2013.

nuir de forma significativa los estados de ansiedad, agresividad y agotamiento en los individuos sujetos al estudio. Los resultados de un sondeo especial a través de encuestas arrojaron que los trastornos de comportamiento generales mejoraban y que las personas que padecían confusión o eran presa de pensamientos negativos podían discurrir con más claridad. Su fuerza y vitalidad experimentaron un aumento significativo. Esto me recuerda una vez más la frase de Wolfram Pirchner, el presentador de televisión: «La naturaleza es vitalidad».

Los científicos japoneses escribieron en su síntesis: «Los bosques influyen en las personas a través de los cinco sentidos: la vista, el olfato, el oído y el tacto». Evidentemente, el gusto también cuenta en verano y en otoño.

Gracias a determinados métodos específicos de medición, el equipo pudo demostrar que la estancia en el bosque favorece la relajación; quizá no tanto como los paisajes tipo sabana, pero en cualquier caso también aquí baja la presión sanguínea y se equilibran los procesos cerebrales de la corteza prefrontal, lo que redunda a su vez en una disminución del nivel de estrés. Los investigadores apuntaron igualmente que los ruidos del bosque desempeñan cierto papel en el descenso de la presión arterial y el apaciguamiento de los procesos prefrontales. El estudio muestra que, por norma general, los olores no provocaban este efecto en las regiones urbanas. Parece claro que las ciudades necesitan más áreas con olor a tierra, flores, hongos, moho, hojas, resina, cedros y otras coníferas. Todos necesitamos percibir más olores de la naturaleza para satisfacer el anhelo de nuestra biofilia interior. Solemos olvidar la importancia de los olores de la naturaleza porque la vista y el oído ocupan el primer plano. Pero en la biología y la medicina se ha demostrado que los olores influyen de modo muy significativo en la mente y el inconsciente y por tanto también en nuestro bienestar, aunque no seamos conscientes de ello. Tenemos, incluso, una memoria odorífera por la cual asociamos ciertos lugares o acontecimientos con olores. Esto significa que, por sí solos, devuelven a la memoria el acontecimiento o el lugar con el que originalmente lo asociamos. En las sesiones de aromaterapia de hospitales y clínicas de terapia psicológica, a los pacientes se les administran distintos olores de la naturaleza. Así, por ejemplo, el personal asistencial vierte unas gotas de aceites y esencias en paños absorbentes que se ponen en el cuello. De esta forma, llevan con ellos la fragancia correspondiente durante todo el día. Es un tratamiento de refuerzo beneficioso en pacientes con dolores y personas con síntomas de estrés crónico, desasosiego, pánico, depresiones y trastornos de pérdida de conciencia.

En verano, la temperatura es más fresca que en las superficies abiertas y también hace menos calor que en la ciudad. En el entorno urbano, las superficies de asfalto y cemento se calientan, por lo que desprenden en el aire energía en forma de calor. Por el contrario, el bosque nos protege de las radiaciones solares con el dosel de las copas de los árboles y nos mima con un microclima moderado, equilibrado y estable. En este entorno la humedad relativa es más elevada que en muchos otros paisajes, sobre todo cuando se compara con la ciudad, lo que resulta muy beneficioso para nuestro sistema respiratorio. Cuando sopla el viento o hay tormenta los árboles frenan gran parte de esta energía eólica, protegiendo así a sus visitantes. En los bosques generalmente hay silencio y calma. Predominan los ruidos plácidos de la naturaleza; los agentes nocivos no pueden penetrar aquí fácilmente, ya que la espesa vegetación actúa de parapeto o los absorbe.

Otro estudio a gran escala donde también colaboró parte de este equipo científico[39] reveló que el cortisol, la hormona del estrés, se inhibía de modo significativo por el mero hecho de estar en

---

39. Bum-Jin Park y cols., *Effect of forest environment on physiological relaxation using the results of field tests at 35 sites throughout Japan*, en: Qing Li (Ed.), *Forest Medicine*, págs. 37-54, Nova Biomedical Verlag, Nueva York, 2013.

el bosque. Su contenido disminuyó en la saliva. En una zona peatonal tranquila del casco urbano el nivel de cortisol no baja tanto como en el bosque. Durante una caminata por la floresta, la frecuencia cardiaca y el número de pulsaciones por minuto son claramente más equilibrados y constantes que en un paseo por la ciudad, donde se aprecian más irregularidades. La causa se debe sobre todo al ambiente de calma que se respira en el bosque, tal como mostraron los investigadores japoneses en el estudio. A los pacientes con hipertensión les baja la presión arterial, como ya he mencionado antes. Este es otro de los resultados que arroja el estudio japonés. Todos estos efectos pueden catalogarse en la casilla de «relajación» y «supresión del estrés». Como vemos, no solo los paisajes tipo sabana propician el alivio del estrés inconscientemente a través de nuestros sentidos; los bosques son otro de los lugares maravillosos donde podemos disfrutar la biofilia y beneficiarnos de sus saludables efectos.

Antes de abordar otro sorprendente mecanismo muy diferente, a través del cual la naturaleza actúa sobre nuestro inconsciente, le invito a distenderse con un ejercicio con el que potenciar en gran medida los efectos relajantes de la naturaleza.

## Relajación completa en el seno de la naturaleza

En este capítulo, como ya se habrá dado cuenta, las palabras clave son: «inconsciente», «relajación» y «alivio del estrés». Estos conceptos aluden sin artificios a un método de relajación conocido en todo el mundo como entrenamiento autógeno. El ejercicio que expongo a continuación en este capítulo deriva de aquí.

El entrenamiento autógeno remite de forma ineludible al psiquiatra berlinés Johannes Schultz y se basa en la autohipnosis. En algunos países se considera parte de la psicoterapia autógena e incluso está reconocido como método terapéutico en Austria, aunque no así en Alemania ni Suiza. Figura entre los métodos basados en la psicología profunda y es notoria su relación con el inconsciente. El entrenamiento autógeno es particularmente adecuado para favorecer la relajación y reducir el estrés. Junto a los estímulos de la naturaleza, inductores en grado sumo de la reducción del estrés, su potencial de bondades se revela aún mayor. Por esta razón se ofrece como ejercicio en este libro.

El hecho de saber que nuestro cuerpo reacciona a ciertas imágenes internas, a ideas preconcebidas y a la sugestión constituye la base del entrenamiento autógeno. Con este método las personas que lo practican entran en un profundo estado de relajación física y mental. Antes de empezar con el ejercicio, me gustaría aclarar el principio por el cual nuestro cuerpo reacciona de forma inconsciente a las ideas preconcebidas. A tal efecto le propongo lo siguiente: busque una anilla o una simple arandela en su caja de herramientas. Pásela por un hilo de pesca o de coser muy fino de unos quince centímetros de largo. Sujete los extremos entre las yemas de los dedos índice y pulgar; déjela que cuelgue, manteniendo el brazo suelto en el aire, despegado del cuerpo. Ahora imagine que la anilla empieza a girar en círculos poco a poco. No importa si lo hace en el sentido de las agujas del reloj o no. Imagine cómo traza círculos cada vez más amplios. Después de cierto tiempo, la mayoría de las personas constatan que la anilla se mueve en la dirección imaginada y que da vueltas. Esto sucede sin intervenir conscientemente con nuestra imaginación. Incluso es posible invertir la dirección del movimiento o hacer oscilar la anilla en lugar de que gire. Se empieza con la idea y esta es secundada por el movimiento. ¿A qué se debe esto?

Pues es muy sencillo: nuestro cuerpo pone en movimiento ciertas zonas musculares sin necesidad de hacer nada conscientemente. Hasta los músculos más delgados de los dedos, cuya actividad apenas percibimos, pueden provocar que la anilla se mueva. El menor movimiento involuntario del brazo y de los dedos resulta amplificado por el hilo largo y fino, lo que provocará un efecto sobre la anilla. Esto demuestra que nuestros músculos reaccionan a nuestra capacidad de imaginación. Como experimentarán enseguida en su propia piel, el entrenamiento autógeno se acoge a este principio. Describiré un sencillo ejercicio básico del entrenamiento autógeno, tal como lo emplean los psicoterapeutas:[40]

*Ejercicio de entrenamiento autógeno en la naturaleza*

**Tomar asiento**

Busque un lugar en plena naturaleza donde no se sienta observado y no sea de esperar que su cerebro reptiliano, entrenado por la evolución, emita señales de alarma. Ya hemos expuesto con minuciosidad los factores a los que obedece en los capítulos anteriores. También puede acomodarse en el jardín, claro está. Tal vez se encuentre cerca de un lago o de un estanque tranquilo y tome asiento en sus orillas. Busque conscientemente olores que sean de su agrado. El canto de los pájaros favorecerá su práctica de relajación. Procure que sea una superficie plana y cómoda, a ser posible en un prado o en el suelo seco. En función del contacto que pretenda tener con la tierra, puede extender un cobertor blando o tenderse directamente. En caso de que el terreno sea irregular, debería utilizar una esterilla de gimnasia o de cámping.

**Adoptar una posición idónea**

Tiéndase sobre la espalda, con las piernas estiradas y los brazos caídos a ambos lados del cuerpo. Los brazos deben reposar en el

40. Gerhard Stumm, *Psychotherapie - Schulen und Methoden*, pág. 127, Falter Verlag, Viena, 2011.

suelo. Ponga las palmas de las manos hacia abajo. Cuando haya encontrado una posición relajada en la que pueda permanecer un rato sin notar ninguna tensión muscular, usted estará tendido de un modo adecuado.

## Prepararse con un ejercicio de respiración

Cierre los ojos y concéntrese en la respiración. Respire profunda y relajadamente con el fin de disminuir la frecuencia respiratoria. Observe cómo el aire fluye por su caja torácica elevando el vientre con la inspiración y cómo este vuelve a salir. La caja torácica y el abdomen se hunden con cada exhalación y se elevan al inspirar. Perciba el aire que entra en el interior de sus fosas nasales. Procure notar la diferencia que hay entre el aire expulsado y el que es atraído hacia el interior de su cuerpo. ¿Varía su temperatura? ¿Y la humedad del aire de la respiración? Concentre la atención en percibir su aliento, en los movimientos y sensaciones que emanan de él.

## El entrenamiento autógeno

Al cabo de un rato dígase para sus adentros con el pensamiento: «Me pesa el brazo derecho». Hable muy sosegadamente con usted mismo, de un modo casi hipnótico, repitiendo la frase una y otra vez: «Me pesa el brazo derecho, lo noto muy pesado». Imagínese que en el brazo derecho lleva un peso que tira de usted hacia abajo. «Me pesa el brazo derecho, lo siento muy pesado.» Perciba una agradable sensación de calor en el brazo. En este momento lo siente muy pesado y está completamente relajado. Repita el mismo procedimiento con el brazo izquierdo: «Me pesa el brazo izquierdo». Un peso cuelga de este y lo atrae hacia el suelo. Advierte claramente su calor. «Me pesa el brazo derecho… cada vez me pesa más.»

Pase a la pierna derecha, y repita todo el proceso. «Me pesa la pierna derecha.» A continuación será el turno de la pierna izquierda.

Note la pesadez de sus brazos y piernas, y goce de la sensación de calor que fluye por su cuerpo. Prosiga con la autosugestión: «Mi abdomen está caliente… muy caliente». Repita esta frase una y otra vez hasta que note claramente la sensación de calor.

Si se cruzan por su mente pensamientos perturbadores, no haga nada por evitarlos; sencillamente sea consciente de ellos e imagínese cómo se transforman en nubecillas que pasan flotando ante usted y se van. Si ciertos pensamientos le impiden relajarse, puede desalojarlos del espacio de su cabeza mientras sigue con la práctica de la sugestión: «Tengo la frente fría».

«Tengo la mente ligera y clara.»

Cuanto más prolongado sea el lapso de sugestión y mayor la frecuencia con que repita el ejercicio, más fácil le resultará mantener un estado óptimo de relajación profunda. Más adelante podrá inducir la pesadez y el calor en sus brazos y sus piernas únicamente con la ayuda de imágenes mentales, sin necesidad de recurrir a la sugestión verbal. Lleve más allá el ejercicio la próxima vez. Cuando perciba esta sensación de pesadez y calor en los brazos, imagíneselos unidos, por la nuca, a una gran herradura de hierro que reposa pesadamente sobre sus hombros. Imaginar unos pesos en los brazos y piernas también resulta muy efectivo.

Permanecer tendido en un estado de relajación semejante en plena naturaleza, mientras se perciben ruidos y absorben aromas, hace que uno se sienta vivo. Es una vivencia absolutamente maravillosa y de inestimable ayuda contra el estrés y el desasosiego mental. El marco de la naturaleza acentuará la acción relajante del entrenamiento autógeno mediante sus estímulos igualmente calmantes, siempre que confíe en su voz interior y en su biofilia para encontrar el lugar adecuado.

Este ejercicio de psicoterapia autógena es de primer grado y constituye su base. Los psicoterapeutas autógenos suelen instruir a sus pacientes durante semanas en el primer grado para enseñarles a desarrollar su capacidad de autosugestión. Las personas experimentadas pueden acceder a este estado de relajación en cualquier momento de la vida cotidiana, por ejemplo en situaciones de estrés, exámenes, en momentos de desafío y en el caso de un ataque de ansiedad.

Sobre la capacidad inicial para la autosugestión, los terapeutas erigen a continuación el llamado grado medio, donde se trata de corregir y aliviar síntomas físicos y psíquicos. La serenidad que se adquiere con estas técnicas, así como la capacidad para distanciarse mentalmente de problemas y síntomas a través del estado de trance, son los ingredientes más relevantes de la curación autógena. La psicóloga clínica y psicoterapeuta Susanne Frei escribe: «Desde la calma, sin la sobrecarga emocional habitual y una vez nos desprendemos de los pensamientos limitadores, en el inconsciente se pueden encontrar soluciones antes veladas para muchos problemas que acarrean bloqueos neuróticos. Asimismo, la paciente acuña en su mente objetivos de conducta y cambios de patrón oportunos a partir de proposiciones formales (órdenes poshipnóticas durante la hipnosis) ideados por sí misma. Muchos trastornos psicosomáticos y ciertas neurosis pueden aliviarse de esta manera o incluso ser resueltos».[41]

Quien se compromete con la psicoterapia autógena continúa hasta el grado superior. Estamos hablando de un método de la psicología profunda que apunta al autoconocimiento mediante el poder de la imaginación. Sobre la base del estado de trance adquirido en el primer grado (véase arriba), las personas que se ejercitan en esta técnica entran en contacto con determinados temas vitales o símbolos del «subconsciente» en estado de trance. De este modo,

---

41. Susanne Frei, *Autogene Psychotherapie*, en: Gerhard Stumm, *Psychotherapie - Schulen und Methoden*, págs. 127-132, Falter Verlag, Viena, 2011.

indican los terapeutas, constantemente emergerían a la superficie símbolos y escenas que siguen la lógica de sus sueños. «Aparentemente carecen de lógica —apunta Susanne Frei—, y pueden traer consigo no solo un entendimiento profundo y visiones reveladoras, sino también experiencias espirituales.»

Los neurocirujanos han logrado demostrar que la práctica regular del entrenamiento autógeno actúa modificando las estructuras cerebrales y provoca cambios hormonales, en la medida en que, según apunta Susanne Frei, «los pensamientos, las palabras sanadoras y los sentimientos transformados producen complejos efectos en el inconsciente y en el cuerpo».

Puesto que, como ahora sabemos, determinados estímulos de la naturaleza influyen de forma muy positiva sobre el inconsciente, favoreciendo la relajación y el alivio del estrés, cabe suponer que la acción conjunta de estos efectivos recursos, el entrenamiento autógeno y la experiencia de la naturaleza, dará aún mejores resultados. Esta es la razón por la que les muestro aquí el entrenamiento autógeno.

## Fascinación ante la naturaleza: activar el cerebro en un modo nuevo

*Cuando has sucumbido al hechizo del mar una vez, uno queda atrapado para siempre en su red de milagros.*
JACQUES YVES COUSTEAU,
pionero francés de la investigación submarina (1910-1997)[42]

William James, un psicólogo estadounidense muy influyente y cofundador de la psicología científica, ya constataba en 1890 que en

---

42. *www.brainyquote.com*

los seres humanos la atención es de dos tipos. La primera es la *atención dirigida*. Esta se nos exige diariamente en el trabajo, en la escuela, cuando estudiamos, aprendemos y leemos, cuando estamos en la carretera, en numerosas actividades cotidianas o para pilotar un Boeing 747. La atención dirigida nos cuesta energía y es trabajosa. Dado que debemos mantenerla activa, nos fatiga y puede derivar en estrés y agotamiento. La consecuencia inmediata de ello es que nuestra atención se resiente y nos cuesta aún más energía mantenerla. Es el pez que se muerde la cola.

En cambio, existe otro tipo de atención completamente distinta que no nos desgasta, sino que, al contrario, incluso regenera nuestras capacidades intelectuales y fluye sin esfuerzo. Es la *fascinación*.

La fascinación es algo que sencillamente se da sin nuestra intervención y sin hacer el menor esfuerzo. ¿O acaso alguna vez ha habido necesidad de esforzarse para que algo nos fascine? Rachel y Stephen Kaplan han descubierto que la naturaleza está completamente trufada de impresiones que despiertan nuestra fascinación y atraen nuestra atención de forma espontánea. La naturaleza fascina y es efectiva. También aquí se revela otro lazo con la evolución humana. Que estemos en resonancia con los procesos de la naturaleza o con los animales, las plantas, las montañas, la dinámica de las nubes, etcétera y que todo ello nos fascine, está relacionado con el hecho de que, a lo largo de millones de años, nuestro cerebro se ha acostumbrado y adaptado a los estímulos de la naturaleza. Por tanto, al margen de que la naturaleza representa un hogar evolutivo, los fenómenos naturales adquieren un grado de belleza mayestática que pocas veces es igualado por las obras construidas por el hombre. Es indudable que la muralla china es imponente además de impresionante, al igual que el mundialmente célebre Pabellón de Oro, el Kinkaku-ji, del año 1395 en Kyoto, o el Big Ben de Londres. También las pirámides pueden causar fascinación y son gigantescas creaciones de antiguas culturas. Pero compare cualquiera de estas impresionantes obras arquitectónicas con la experiencia de hallarse sobre la cima de una alta cordillera, extendiendo la mirada sobre la interminable lejanía del paisaje montañoso, mientras un gavilán traza círculos de libertad por encima de usted. No hay nadie que no haya experimentado nunca en sus propias carnes la profunda fascinación y respeto que puede suscitar en nuestro interior la contemplación de la naturaleza. Puede tratarse incluso de un cielo estrellado con sus interminables misterios aún no revelados o gozar de la vista de un cautivador arco iris, una cascada gigantesca o del Gran Cañón, modelado a lo largo de miles de millones de años por la fuerza del agua del río Colorado, poco a poco, hasta llegar a esculpir la roca. Así como las imponentes obras realizadas por la mano del hombre pueden ser imitadas y reconstruidas, las maravillas de la naturaleza se han formado orgánicamente a lo largo de eones, son únicas y tras su pérdida nada ni nadie puede reconstruirlas. Son creaciones de la Tierra. «Esto explica que los biólogos a menudo se muestren más intolerantes que los arqueólogos y que, ante la vista de los bosques tropicales humeantes y envueltos en llamas, se sientan como los historiadores de arte si se quemara el Louvre», escribe Bernd Lötsch, profesor universitario de biología y exdirector general del Museo de Historia Natural de Viena en el prólogo de uno de mis libros.[43]

Pero no siempre la magnificencia y la impetuosidad de la naturaleza es lo que nos fascina. Imagínese unas adorables y románticas vegas donde broten flores en primavera y amplias franjas de terreno convertidas en vistosas alfombras de colores alegres. Piense en un bosque misterioso, con viejos robles nudosos cubiertos de musgo. Una vez me sentí fascinado por un roble que pendía solitario sobre un precipicio, en la agreste costa atlántica; su copa había

---

43. Clemens G. Arvay, *Fruchtgemüse - Alte Sorten und außergewöhnliche Arten neu entdeckt*, págs. 7-8, Stocker Verlag, Graz, 2011.

sido deformada de un modo tan implacable por las inclemencias atmosféricas que crecía como una bandera paralela al suelo, arrastrándose ante el acantilado como si fuera a caerse. Sus ramas llevaban la marca de las tormentas costeras que lo habían sacudido a lo largo de toda su vida. Aquel indómito roble luchador e inquebrantable me causó una impresión tan honda que durante muchos años perduró en mi memoria como un símbolo de resistencia y perseverancia. Soy incapaz de recordar exactamente su apariencia, a pesar de que lo contemplé un buen rato. Solo sé que me fascinaba…

No podemos olvidar los impresionantes procesos vitales de la naturaleza: pensemos por ejemplo en esas serranías inhóspitas y escarpadas que son colonizadas por plantas pioneras como los líquenes, a los que seguirán en el cortejo el brezo junto al enebro y el pino silvestre con los abedules. Formando un equipo de trabajo coordinado y tenaz, esta vegetación convertirá la roca escarpada y árida en una tierra nutritiva donde también puedan enraizar otras plantas. ¿Sabía que en Australia hay un muérdago capaz de modificar sus hojas hasta el extremo de que adquieren la apariencia de las del árbol en el que se desarrolla? Hasta ahora para los botánicos aún no está muy claro cómo el muérdago puede saber qué aspecto tienen las hojas de la planta donde se hospedan. Cabe suponer la existencia de un mecanismo desconocido mediante el cual el muérdago accede al material genético del árbol y así poder emular sus hojas. Veamos otro fascinante ejemplo que no se ciñe solo a Australia: seguramente sepa que un liquen es la simbiosis de un hongo y un alga. El hongo forma el cuerpo del liquen y ofrece al alga un escondite húmedo en sus pliegues y recovecos, impidiendo que se seque. Lo abastece de agua y, a cambio, obtiene del alga el dióxido de carbono que produce gracias a la fotosíntesis, algo de lo que el hongo no sería capaz por sí solo. Esta simbiosis es tan satisfactoria que se extiende por todo el planeta. Las algas y los hongos colonizan juntos, asociados en forma de líquenes, hasta los hábitats más inhóspitos. Allí donde no puede crecer ninguna otra cosa se asentarán juntos. Prosperan incluso en la roca pelada y al cabo del tiempo hasta son capaces de influir sobre el terreno hasta el extremo de transformar las condiciones del suelo para acoger otras plantas. Abren grietas en la superficie, adhieren finísimas partículas de sustancias orgánicas a la roca con objeto de que se acumulen nutrientes, facilitando así que más adelante pequeñas plantas colonicen la zona. De este modo aparece tierra y vegetación y, poco a poco, las plantas confieren una cobertura verde a la roca árida. En la naturaleza una brizna de vida se agarra a otra y todos los seres trabajan en común para crear un espacio de nueva vida. Quizás a partir de ahora vea los líquenes con otros ojos, especialmente si antes era ajeno a este conocimiento. Que la naturaleza sea capaz de obrar semejantes prodigios es algo fascinante, sin duda alguna.

Por tanto, la fascinación que provoca la naturaleza se revela como una segunda clase de atención, tal como constataron William James y los psicólogos Rachel y Stephen Kaplan. Durante décadas de extensa actividad como profesores de psicología medioambiental en la Universidad de Michigan, los Kaplan trabajaron en la formulación de la *Attention-Restoration-Theory*, es decir, la teoría de la restauración de la atención.

Esta pareja de psicólogos ha descubierto que la fascinación por la naturaleza, entendida como una forma singular de atención, nos lleva a recobrar la capacidad para la atención dirigida que necesitamos en la escuela y en la profesión. De ahí que hablen de la restauración de la atención.

Dado que la atención dirigida es fatigosa, los Kaplan consideran absolutamente necesario tomarse cierto tiempo de reposo para recobrarse de este esfuerzo. Cuando nos dejamos fascinar por la naturaleza, cosa que ocurre de forma automática, tan pronto como nos movemos abiertos con todos los sentidos por el campo, la atención dirigida puede descansar, siendo reemplazada por la fascinación.

Los dos psicólogos, Rachel y Stephen Kaplan, han demostrado en numerosos estudios que la fascinación que suscita la naturaleza restaura efectivamente la atención dirigida con gran rapidez. Esto fue mensurable en un grupo de personas a quienes les asignaron determinadas tareas que requerían atención. Después enviaron al grupo a un entorno natural con nuevas tareas a su cargo. En primer lugar, constataron que la atención dirigida conduce a la fatiga y a una conducta impulsiva y que provoca nerviosismo, irritación y falta de concentración. Porque el exceso de atención dirigida activa los mecanismos de inhibición neuronal en el cerebro. Valga decir aquí que los profesores deberían tomarse en serio esta información. Por otro lado, como los paseos por la naturaleza contribuían a restaurar la atención, los resultados de las tareas eran claramente mejores. «Cuando uno se encuentra en un ambiente donde la atención se sostiene de forma involuntaria, la atención dirigida puede reposar. Así se define aquel ambiente que ejerce una fuerte fascinación», escribe Stephen Kaplan.[44] Este matrimonio de psicólogos entrevistó además a 1.200 empleados de oficina. Aquellos que podían contemplar la naturaleza y superficies verdes a través de la ventana eran mucho menos propensos a padecer problemas de concentración o frustración laboral, en comparación con los que no tenían vistas. Y por término medio disfrutaban mucho más en su trabajo.[45] Según Rachel y Stephen Kaplan, la naturaleza es el mejor entorno para que una persona pueda restaurar la atención dirigida gracias a la fascinación, así como el mejor lugar para superar las consecuencias de la fatiga. Estas conclusiones han sido constatadas también por otros científicos.

---

44. Stephen Kaplan en: Rebecca Clay, *Green is good for you, Monitor on Psychology 32*, Washington, n.º 4, abril de 2001.

45. Rachel Kaplan, Stephen Kaplan y Robert Ryan, *With people en mind - Design and management of everyday nature*, Island Press, Washington DC, 1998.

En Suecia, Terry Hartig, profesor de psicología aplicada en la Universidad de Upsala, realizó varias investigaciones sobre turistas con mochila. Él y su equipo dividieron a los *mochileros* en tres grupos. El primero salió de excursión por la naturaleza, otro se dedicó a dar paseos urbanos, y el tercero se quedó en casa. Con el fin de calibrar la atención de los participantes, les proporcionaron textos de lectura para su corrección y a continuación se evaluaron sus trabajos. Los individuos que habían estado en la naturaleza, destacaron con diferencia; su capacidad de concentración fue más duradera, estuvieron más atentos y detectaron los errores con más eficiencia que antes de salir al campo. A diferencia de estos, no se evidenciaron mejoras en los ejercicios de los que habían estado en la ciudad ni en los que permanecieron en casa. El profesor Hartig subraya que en sus estudios no se comparan extremos, a saber, los parajes arcaicos del condado de Sierra con la ciudad de Los Ángeles o la romántica y agreste cima alpina de Algovia con el área industrial de Berlín. Se limita a enviar a los sujetos de la investigación a zonas naturales y urbanas de regiones intermedias.

A estos resultados propiamente llegaron también el profesor Hartig y sus colaboradores al enviar a cierto número de personas durante 40 minutos a pasear por un parque natural, a un segundo grupo a una zona industrial y a un tercero a relajarse y oír música a un espacio cerrado. Una vez más, los participantes debían realizar distintas tareas de concentración antes y después. La valoración arrojó que quienes habían paseado por la naturaleza consiguieron regenerar claramente mejor su capacidad de concentración en relación a los miembros de los otros dos grupos.

Dado que las estancias en la naturaleza han demostrado ser igualmente beneficiosas para los niños con TDH (Trastorno por Deficiencia de Atención), Richard Louv,[46] autor de libros divulga-

---

46. Richard Louv, *Das letzte Kind im Wald - Geben wir unseren Kindern die Natur zurück*, págs. 136-137, Herder Verlag, Breisgau, 2013.

tivos y articulista del *New York Times* y el *Washington Post* entre otros, habla del «Ritalín» de la naturaleza y aboga por iniciar a los niños en la convivencia con la naturaleza en lugar de administrarles «Ritalín» y otros medicamentos. No obstante, la naturaleza también ejerce un efecto favorable sobre la atención y la concentración en niños sin TDH. Patrik Grahn, profesor de psicología medioambiental en la universidad sueca de Alnarp, comparó con su equipo a niños de dos guarderías. Los del primer grupo solían jugar en un parque rodeado de edificios altos, con caminos acondicionados artificialmente y plantas bajas.

El otro parque, por el contrario, se encontraba en un huerto entre bosques y prados que lindaba con un jardín salvaje donde había añosos árboles frutales. Allí los niños jugaban al aire libre casi todos los días del año. El profesor Grahn demostró que la coordinación física y la capacidad de concentración de estos niños eran claramente más satisfactorias, en comparación con los que tenían a su disposición menos espacios verdes.[47]

Los científicos de la Universidad de Illinois contribuyeron a demostrar con numerosos estudios que los niños con y sin problemas de atención sacan un gran partido de las experiencias con la naturaleza, en cuanto a concentración y atención, y que el factor de la fascinación desempeña un importante papel a este respecto.[48] Como han descubierto los investigadores de Illinois en el Human-Environment Research Laboratory de esta Universidad, aumenta también la capacidad de comunicación infantil. Que los síntomas de nerviosismo, hiperactividad y falta de concentración se mitigaban incluso en niños con TDH por el mero hecho de salir a jugar

---

47. Patrik Grahn, *Ute pa dagis, Stad und Land,* 145, Norra Skane Offset, Hassleholm, 1997.

48. Andrea Faber Taylor, Frances Kuo y William Sullivan, *Coping with ADD - The surprising connection to green play settings,* en: *Environment and Behavior 33,* n.º 1, págs. 54-77, 2001.

con regularidad en la naturaleza fue otra de sus constataciones. Asimismo, se ha visto que las niñas posiblemente puedan beneficiarse más si cabe que los niños de las experiencias con la naturaleza. Los colaboradores de la Universidad de Illinois recomiendan a los padres que deseen fomentar la capacidad de atención y concentración de sus hijos lo siguiente:[49]

🌿 Motivar a los niños a jugar en espacios con vistas a la naturaleza.

🌿 Motivar a los niños a jugar en el exterior, en entornos verdes.

🌿 Movilizarse en favor de patios escolares de trazado natural. Es particularmente importante para favorecer el descanso y la capacidad de concentración infantil.

🌿 Plantar y cuidar árboles y otras plantas en su lugar de residencia o pedir a los propietarios que lo hagan.

🌿 Cuidar los árboles y arbustos de sus alrededores. Con ello harán un bien a sus hijos, a los demás y a sí mismos.


Es bien sabido que la fascinación ante la naturaleza puede desencadenar la conocida vivencia de *flow* entre los adultos y los niños. Esto es, un estado mental de concentración y ensimismamiento absoluto en una experiencia o actividad. La vivencia de *flow* está relacionada con sensaciones de felicidad, creatividad e incluso con experiencias espirituales. El mecanismo que activa la fascinación en la naturaleza es el que provoca y sostiene también la vivencia de *flow* en el campo. Muchas personas conocen esa sensación al tra-

---

49. Richard Louv, *Das letzte Kind im Wald - Geben wir unseren Kindern die Natur zurück*, págs. 138-139, Herder Verlag, Breisgau, 2013.

bajar en el jardín, cuando se mimetizan con la tierra y las plantas sumidos por completo en su actividad. Evidentemente, una vivencia de *flow* puede presentarse también al margen de la naturaleza, por ejemplo, haciendo manualidades, bricolaje, tocando música o mirando las estrellas en la bóveda celeste. Se trata de un estado meditativo.

Por tanto, está claro que la fascinación puede llevarnos más lejos que a la mera regeneración de la atención y capacidad de concentración. La experiencia con la naturaleza es capaz de activar nuestro cerebro en otro modo, en el cual desaparezcan los pensamientos tormentosos, permitiendo que emerjan sentimientos de felicidad y que los problemas pasen a un segundo plano. Con ello, nuestro cerebro adquiere la libertad de orientarse hacia la *solución* de los problemas o de encararse con los conflictos internos de manera constructiva. Sobre esta base, la fascinación ante el entorno natural es mucho más que un pasatiempo agradable. Establece la base de un proceso terapéutico en la naturaleza, que es desencadenado por esta propiamente. En el próximo apartado analizaremos con más detenimiento la naturaleza como sanadora. Después del siguiente ejercicio.

### Meditar en la naturaleza — Concentración y atención

*La concentración que conseguimos con la meditación transforma la linterna de la atención en un haz de rayos láser.*[50]
RICK HANSON, neuropsicólogo y uno de los autores más vendidos según el *New York Times.*

---

50. Rick Hanson, *Buddhas Brain - The practical neuroscience of happiness, love and wisdom*, pág. 191, New Harbinger Publications, Oakland, 2009.

Inspirándome en el matrimonio de psicólogos Stephen y Rachel Kaplan, mundialmente famoso en el ámbito de la psicología por su teoría de la restauración de la atención, se me ocurrió la idea de que un ejercicio de meditación en la naturaleza podría fortalecer y estimular la atención y la concentración aún más. ¿Qué puede ser más sencillo que eso?

La meditación es un medio de evaluar nuestro grado de concentración y atención y de estimularla también. Básicamente hay dos formas. La primera es una meditación consciente y abierta. Las personas que la practican liberan de su conciencia todos los contenidos que van apareciendo sin seleccionar ninguno. Muchas intentan así vaciar su mente de pensamientos y entregarse por completo al momento de ser, a estar presente «sencillamente en el aquí y el ahora», cosa que requiere cierta práctica.

En la naturaleza es particularmente abundante la segunda forma de meditar, a saber, la meditación de atención focal, en la cual nuestra conciencia y atención son dirigidas hacia un determinado objetivo. En realidad, estar en plena naturaleza y proponerse dirigir la atención hacia una única impresión es opuesto a los mecanismos evolutivos de nuestro cerebro, sobre todo porque nuestro cerebro reptiliano y el sistema límbico vigilan con celo el entorno en su totalidad para no pasar por alto la menor fuente de peligro. Visto así, focalizarse en un único fenómeno es opuesto a los patrones de la conducta evolutiva. Nuestros antepasados, al igual que los animales, corrían peligro de ser sorprendidos por un depredador cuando dirigían su atención durante varios minutos o una hora hacia un único objeto. El gran desafío de la meditación de atención dirigida consiste precisamente en controlar la presión interior que nos impulsa a captar y supervisar muchas impresiones al mismo tiempo y permanecer atentos a una sola. Es un efectivo *training* de concentración y atención.

«Durante miles de años, los seres humanos han intentado fortalecer la atención mediante prácticas meditativas», escribió el neuropsicólogo y autor de bestsellers Rick Hanson en su libro *Buddhas Brain* [El cerebro de Buda]. De hecho, nombra cinco factores clave para reforzar la mente y la atención en los que el budismo ha profundizado a lo largo de su historia:[51]

🌿 Atención focalizada

Orientar la atención hacia un objetivo concreto al comienzo de la meditación. En la naturaleza cualquier cosa puede decirnos algo y, en un caso ideal, ser causa de fascinación: un árbol, una roca, una flor, una cascada, tal vez un animal que no se mueva con demasiada velocidad y no salga corriendo, como un caracol, por ejemplo. Puede ser también un olor natural o el sonido de fondo de un ecosistema.

🌿 Mantener una atención óptima

Permanecer enfocado en un objetivo sin distraerse es la parte más difícil de la meditación, pero esto será un eficiente entrenamiento para nuestra atención y concentración.

🌿 Entusiasmo

El intenso interés en el objetivo, que es vivido a menudo como un sentimiento de dicha al contemplarlo: exactamente en este punto surge la fascinación, que a su vez representa una forma especial y reparadora de atención. Con la meditación en la naturaleza, el efecto de la fascinación resulta fortalecido y además puede ser muy bien aprovechado.

---

51. Rick Hanson, *Buddhas Brain - The practical neuroscience of happiness, love and wisdom*, pág. 193, New Harbinger Publications, Oakland, 2009.

Alegría

Los sentimientos positivos que se sienten al concentrarse en cierto objetivo pueden provocar sensaciones de felicidad y satisfacción, así como calma y relajación.

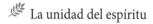 La unidad del espíritu

Comprendemos el sentido de pertenencia y experimentamos cuanto nos rodea como parte de un todo, lo que puede llevarnos a alcanzar una conciencia interna, un vacío mental liberador y serenidad. La unidad del espíritu va unida a un fuerte sentimiento de la propia presencia. «Todo está conectado y da como resultado la totalidad en su sentido más amplio.» En la naturaleza, estos sentimientos y concepciones acuden a la mente con mucha más facilidad, dado que ahí estamos rodeados de vida. Todo está ensamblado entre sí, formando una gran red ecológica de vida que se percibe poderosamente. Y nosotros formamos parte de ella.

«Con la práctica, casi todas las personas adquieren una mayor capacidad de concentración», escribe el experto en meditación Rick Hanson. «Al margen de si es usted un neófito en meditación o si esta es ya una parte importante de su vida, sepa que hay ciertas cosas que usted puede hacer con su cerebro para fortalecer la mente.»

*Ejercicio: Meditación en la naturaleza para reforzar la atención y la concentración*

**Elegir un objeto**

Busque un lugar tranquilo en la naturaleza o en el jardín donde no se sienta observado. Si ha optado por el bosque, trate de encontrar un lugar recóndito o un área al abrigo de las miradas ajenas. Puede meditar en un peñasco, en una colina o en un monte, desde donde contemplar la puesta de sol, por ejemplo.

Abra sus sentidos a la naturaleza: ¿es capaz de percibir ruidos como el canto de los pájaros, el susurro del viento, el murmullo de un arroyo o el monótono crepitar de la lluvia? O, ¿ha encontrado quizás alguna cosa interesante al tacto, como un trozo de la corteza áspera de un árbol? ¿Una poderosa raíz, una bellota lisa, la cáscara espinosa de una castaña? ¿Acaso algo ha despertado su interés por su apariencia? ¿Un árbol que crece de forma singular? ¿Un arbusto florido de alegres colores? ¿Un luminoso tomate? ¿Una fabulosa capa de musgo que ha brotado sobre el sombrerillo de una seta? ¿Una lombriz, la concha de un caracol, las estrellas, la luna, el sol al amanecer o en el crepúsculo? ¿El olor húmedo de un puñado de humus? Busque una impresión sensorial que llame su atención y despierte en usted sentimientos positivos y, en un caso óptimo, que le fascine.

### Dirigir la atención hacia su objeto

Descubra cómo adquirir una percepción más clara de aquello en lo que ha centrado su atención. Para ello puede servirse de los oídos, los ojos, las manos o también de su nariz si se trata de un olor. Por supuesto, no está obligado a valerse de un órgano sensorial únicamente. Cualquier cosa puede ser explorada por todos los sentidos.

Siempre y cuando su percepción no requiera la vista, puede cerrar los ojos. Esto le ayudará a concentrarse en oír, sentir u oler. Concéntrese por completo en ese objeto de la naturaleza. ¿Cómo es? Perciba sus detalles. Entréguese a su percepción sensorial y concéntrese en ella. Procure que el resto de impresiones sensoriales pasen a un segundo plano. En este momento dará inicio la meditación.

## Mantener la atención

Permanezca en todo momento atento a su percepción en relación a las impresiones que recibe de la naturaleza. Según sea
perceptible su objeto al oído, el olfato, la vista o al tacto, esté
atento al órgano sensorial implicado. Concéntrese exclusivamente en aquello que ha elegido de modo que sea capaz de
percibir cada vez más detalles. Fúndase literalmente con él. Si
advierte que se distrae, puede recurrir a las siguientes estrategias para mantener la atención:

▶ Perciba el elemento de la naturaleza elegido desde varias
perspectivas sin desviar su atención de este. Un ejemplo:
imagínese que durante un rato ha tocado con sus manos el
musgo mullido de una rama, que ha palpado sus contornos y presionado ligeramente con los dedos para calibrar
su espesor, concentrándose por completo en los estímulos
sensoriales. Ahora nota que su atención mental cede. Perciba el musgo con el dorso de la mano, luego con la parte
interior del antebrazo y después con la externa. ¿Cómo
varía la percepción cuando lo palpa con otras zonas corporales?

▶ Imagine que un vigilante evalúa el grado de percepción
sensorial con el que usted se concentra en ese elemento
natural. Puede figurárselo como un pequeño guardián o
(guardiana) en su cerebro, sentado en su corteza del cíngulo anterior, según la apariencia que este área cerebral
adopte en su fantasía. Este guardián se encarga de mantener enfocada su atención sobre su objeto y hace retroceder
a otras impresiones a sus respectivas circunvoluciones cerebrales. Visualice cómo este controla su estado de atención y, al igual que un agente de tráfico, señala con la

mano el *stop* para contener estos focos de distracción potenciales. Desde el punto de vista neurobiológico, la corteza del cíngulo anterior donde se asienta el vigilante participa de un modo determinante en la atención focal.

▶ Mientras esté concentrado en su objeto natural, cuente sus respiraciones por lo bajo, pero únicamente hasta diez y luego vuelva a empezar desde el número uno.

▶ Intente asignar a las impresiones que percibe una sensación física. ¿Cómo se siente espiritualmente al contemplar el sol al atardecer, al palpar la corteza de un árbol, al oír el murmullo de un riachuelo o cualquier otro elemento de la naturaleza? Cuando trate de transformar sus impresiones en sentimientos cualitativos, mantenga su atención en su objeto con toda naturalidad, evitando que los pensamientos y percepciones distorsionadores ocupen el espacio de su cerebro, ya que desarrollar emociones y sentimientos hacia algo orgánico exige la participación de todo su cerebro.

▶ Cuando los pensamientos acudan a su mente y se distraiga, no dude en practicar el entrenamiento autógeno antes descrito: imagínese que esos pensamientos fueran nubes. Trate de percibirlas con neutralidad y finalmente observe cómo se alejan flotando como «nubes ligeras».

▶ Recuerde que más adelante podrá reflexionar sobre otras cosas; pero que ahora ha acordado consigo mismo enfocar su atención en la percepción de un elemento de la naturaleza. Desea mantener este acuerdo y por eso continuará con la meditación.

▶ En el peor de los casos, suponiendo que otro elemento le atraiga con insistencia, conviértalo en su objeto de atención y desista del anterior.

**Percibir los sentimientos que afloran**

Procure advertir si afloran de su interior sentimientos de entusiasmo, alegría, paz interna o incluso la sensación de cobijo. Invite a estos sentimientos a expandirse en usted, sin forzarlos. Al cabo de cierto tiempo, su atención se habrá centrado cada vez más en estos sentimientos y en su interior. Sea consciente de que el elemento natural de su elección ha sido el detonante de estos sentimientos y de que esta es la forma en que se representa en su interior. Ahora se ha convertido en una parte de usted. Trate de fortalecer los sentimientos que emergen. Sobre esto Rick Hanson escribe en su libro *Buddhas Brain*: «Hay un ritmo natural en el cual [durante la meditación] el sentimiento se acentúa durante unos segundos, tal vez incluso durante unos minutos, para luego retroceder».

Procure reforzar una y otra vez los sentimientos agradables hasta el punto de que se le queden grabados, de modo que pueda apelar a ellos en el momento oportuno. Si practica a menudo y con asiduidad, paulatinamente logrará evocar mejor las emociones y los sentimientos positivos que le inspiran los elementos de la naturaleza e integrarlos en su vida cotidiana y urbana. Ese elemento de la naturaleza con el que ha conectado se habrá convertido en parte de usted.

**Retorno**

Cuando haya disfrutado de la meditación o advierta que su concentración ha disminuido, tenga un gesto de agradecimiento interior o verbal para con ese objeto especial y dirija su atención progresivamente hacia otros estímulos de su entorno, uno tras otro, hasta que vuelva a percibir la naturaleza en su totalidad. Tenga presente una vez más que está conectado en la red de la vida con todos los seres vivos a su alrededor: con las plantas y los hongos, con los animales y las personas, con los microorganismos y también con los objetos inanimados de la naturaleza como las piedras, los ríos y los arroyos, las montañas y las nubes. Todos ellos cumplen su función en la red ecológica del planeta.

Esta meditación de atención focal puede orientarse igualmente a la percepción de un espacio natural en toda su extensión, por ejemplo, a un claro del bosque. En este caso, utilice todos sus sentidos. Adopte una posición cómoda y relajada, cierre los ojos y observe su respiración durante un rato. Disminuya el ritmo respiratorio. Luego lleve su atención a los oídos. ¿Qué es capaz de percibir? Concéntrese por completo; filtre todos los ruidos del entorno uno tras otro y mantenga su atención fija en cada uno de ellos en particular durante cierto tiempo.

Repita este procedimiento con los olores que sea capaz de apreciar. Tal vez consiga «desenredarlos» con el fin de percibirlos en toda su esencia uno por uno. ¿A qué huele y cuál es la procedencia de esos olores?

Haga lo propio con un elemento de su entorno inmediato que pueda tocar. ¿Qué sensación le transmite el suelo donde está tendido o sentado? Lleve la atención a su espalda o a sus piernas, en función de la parte del cuerpo que esté en contacto con el suelo. Para ello, escanee su espalda o sus piernas de forma sistemática. ¿Qué particularidades advierte sobre el contacto con el suelo en relación a estas zonas de su cuerpo? Si tiene tiempo suficiente y quiere ahondar en su percepción y en su estado de concentración, trate de escanear centímetro a centímetro la superficie de su cuerpo en aquellos puntos donde traba contacto con la tierra y con los elementos del entorno. ¿Qué sensación tiene al pasar los dedos entre las briznas de hierba para tocar la tierra? Puede también hacer un pequeño agujero en el suelo e introducir los dedos, por ejemplo. ¿Cómo varía la humedad y la temperatura bajo la superficie donde está tendido? ¿Hay en su entorno hojas, nueces, bellotas o piedras que pueda tocar?

Espere un instante para abrir los ojos y luego deje vagar su mirada lentamente de árbol en árbol, de piedra en piedra, de un punto de interés a otro.

# LA NATURALEZA: MÉDICO Y PSICOTERAPEUTA

### Sobre el redescubrimiento del poder curativo de la naturaleza

*Hay solo una fuerza curativa y es la naturaleza.*
ARTHUR SCHOPENHAUER, filósofo alemán
y escritor (1788-1860)[52]

Ya en el siglo IV a. C. el célebre médico y filósofo griego Hipócrates hablaba de la importancia de la naturaleza para la salud del ser humano y de la terapia de las enfermedades. También en la antigua Grecia había clínicas con jardines acondicionados para los pacientes, en las que, además, se prescribían estancias en la naturaleza como parte integrante del tratamiento. Los médicos incluso prescribían a sus pacientes la experiencia con la naturaleza tras abandonar la clínica.[53] Estos hospitales se denominaban *Asclepieia*, por Asclepios, el antiguo dios griego del arte de la curación.

---

52. *www.gutzitiert.de*

53. Christos Gallis, *Green Care for human therapy, social innovation, rural economy, and education*, pág. VII, Nova Biomedical Verlag, Nueva York, 2013.

Asimismo, en los centros de formación para médicos los jardines y la naturaleza desempeñaban un papel nada desdeñable.

La medicina del futuro volverá a orientarse hacia estos antiguos modelos y la relación hombre-naturaleza será un rasgo integrado en las terapias para tratar enfermedades físicas y psíquicas, pero ante todo en salud preventiva. Este capítulo aporta los argumentos para este desarrollo.

## Salud psicosomática y ecológica

La ciencia moderna desarrolla avances gigantescos para descubrir el origen de las enfermedades. No obstante, muchas «enfermedades comunes» no se acogen a unos patrones de fácil explicación. Un 60 % de las causas del menoscabo de la salud, las enfermedades crónicas y la muerte prematura no se remiten a desencadenantes claros como agentes patógenos, contaminantes del medioambiente, factores genéticos, etcétera. Y la búsqueda de causas en el caso de trastornos psíquicos es aún más compleja.

Al igual que el ser humano es completo en su pluralidad, los procesos en nuestro cuerpo y en nuestra mente son también muy complejos. Las relaciones de complejidad que establecemos con otras personas, animales y plantas son equiparables a las que mantenemos con nuestro espacio vital y con la naturaleza. Y las del plano psíquico y físico no lo son menos. Estamos expuestos a toxinas, tenemos estrés, presión de rendimiento, problemas psicosociales y tal vez fumamos o bebemos demasiado alcohol o no nos alimentamos de una manera equilibrada. Por otro lado, el aire forma parte del medio en el que nos desenvolvemos y absorbemos de la naturaleza sustancias que favorecen la salud, a través de los pulmones y la piel. Absorbemos sustancias saludables también con los productos alimenticios, cada vez más contaminados con pesticidas y fertilizantes artificiales. Y se perfeccionan técnicas genéticas para alterar los procesos metabólicos y las sustancias de las que se componen las plantas y los animales. La cuestión de la nutrición de por sí es enormemente compleja.

En resumen: estamos sujetos a una red casi inabarcable de influencias positivas y negativas en todos los planos de la vida que no deben pasar desapercibidas. Por eso, el hecho de estar sanos o enfermar no es algo que pueda atribuirse, en general, a un único factor.

Hasta qué punto es compleja nuestra imbricación con la naturaleza, las plantas, los animales y los paisajes es algo que se ha puesto en evidencia en los apartados vistos hasta aquí. Sanar significa «hacer todo de nuevo». Si pretendemos obtener este logro en el futuro, no se pueden desatender los espacios vitales naturales ni nuestras relaciones con ellos. Debemos apartarnos de una medicina que contempla y trata los síntomas y los procesos físicos o psíquicos de forma aislada. Las sustancias farmacéuticas por sí solas sin duda alguna pueden aliviar todos los síntomas por separado. Pero nuestro organismo es demasiado complejo, lo que nos obliga a rebasar ese punto. Entender el ser humano como parte de la naturaleza, como parte de la intrincada red de la vida, significa abrir nuevas perspectivas y posibilidades para otro tipo de tratamientos en los ámbitos de la medicina y la psicoterapia. Valga recordar el ejemplo de los sensacionales efectos de los terpenos de las plantas que, en el bosque, revitalizan nuestro sistema inmunitario, como no lo haría ningún preparado de la farmacia. El sistema inmunitario es la base de nuestra salud; y sus respuestas constituyen uno de los fenómenos más complejos del cuerpo humano. No sería exagerado decir que las influencias de la naturaleza son agentes indispensables para el buen funcionamiento del sistema inmunitario y, evidentemente, para el organismo humano. El cuerpo humano está modelado en unión con la naturaleza y trabaja, desde la aparición de nuestra especie, en interacción con ella. Por tanto, no solo somos parte de la naturaleza, sino que también esta es parte de nosotros. Las fronteras son difusas; el ser humano no acaba en la superficie de la piel, como ya se ha visto en este libro con el ejemplo del sistema inmunitario. Ha surgido una disciplina científica relativamente nueva que se llama psico-neuro-inmunología, cuyo fin es investigar cómo influye la psique sobre el sistema inmunitario y viceversa: de qué modo el sistema inmunitario actúa sobre la psique. El sistema nervioso es aquí el mediador entre el cuerpo y la mente. De ahí el concepto psico-«neuro»-inmunología.

Si partimos de la idea de que el ser humano no termina en los límites del cuerpo, entonces sería preciso añadir además tres letras: «eco». Me resulta fácil imaginar que la ciencia del futuro podría llamarse eco-psico-neuro-inmunología. Se ocuparía de estudiar el sistema extremadamente complejo entre la mente, el sistema inmunitario y la naturaleza. Estos tres pilares constituyen una red funcional que debe entenderse como perteneciente al conjunto.

Médicos y psicoterapeutas podrían aplicar este conocimiento en consecuencia, al entender al ser humano como parte del sistema «naturaleza», con el que está vinculado desde el origen de las especies, y también a la naturaleza como parte del hombre, o sea, formando recíprocamente una unidad funcional. De este modo, la alienación de la naturaleza y sus influencias se contemplaría de por sí como otro factor susceptible de influir en la contracción de enfermedades y trastornos, porque esta alienación implica que una parte de la persona es prácticamente «cercenada» al ser privada de lo que necesita para el funcionamiento del organismo. El origen de muchas enfermedades es más fácil de comprender cuando no solo nos ocupamos de las influencias negativas que se ven, sino también de aquellas influencias positivas y necesarias para la vida y propias de la naturaleza de las que carecemos.

El ser humano constituye una unidad de cuerpo y mente. Ambas están unidas e interaccionan entre sí. Este conocimiento se refleja en la psicosomática. Esta palabra no significa figurarse una enfermedad, sino ocuparse de cómo los procesos psíquicos se vuelven visibles en el cuerpo físico y, viceversa, de cómo los procesos corporales influyen a su vez en la mente. Ahora le propongo ampliar un poco más este concepto para hablar de «ecopsicosomática». Esta disciplina reconocería no solo que el cuerpo y la psique constituyen una unidad, sino que además ambas mantienen relaciones extremadamente complejas con respecto al medioambiente y la naturaleza. Las tres, cuerpo, psique y el medioambiente natural componen, por tanto, una unidad mayor y más evolucionada y están igualmente unidas entre sí de modo indisoluble. Visto de esta manera, el cuerpo humano, en efecto, no acaba en los límites de la piel, sino que es parte de un sistema ecopsicosomático.

# Los bosques ayudan contra la diabetes

*Pasear por un bosque es un gran beneficio*
*para pacientes con diabetes tipo 2.*
YOSHINORI OHTSUKA, profesor de diabetología,
en la Universidad de Hokkaido, Japón.

La diabetes mellitus tipo 2 es una enfermedad metabólica que provoca un aumento anómalo de los valores del azúcar en la sangre. La enfermedad aparece sobre todo en personas con sobrepeso e incluso en personas jóvenes. La diabetes tipo 2 puede estar condicionada genéticamente. Cuando la causa es el exceso de peso, los pacientes casi siempre presentan también altos valores de lípidos en sangre y presión sanguínea elevada. Si no se diagnostica a tiempo o cuando el control de la glucosa no es correcto, los riesgos de la diabetes tipo 2 son el infarto de miocardio, el infarto cerebral, un fallo renal o una cardiopatía coronaria debido a la calcificación de los vasos sanguíneos, deficientemente irrigados y abastecidos de oxígeno.

Es bien conocido que el ejercicio regular es importante para los pacientes de diabetes. Ahora bien, ¿cómo puede ayudar la naturaleza a estas personas? Yoshinori Ohtsuka, profesor de diabetología en la Universidad de Hokkaido, hizo una excursión con 116 pacientes por una región boscosa. Antes de la marcha les tomó pruebas de sangre para medir la glucosa y con ello el nivel de azúcar en sangre y después todos salieron a pasear. Dividió a los individuos que participaban en su estudio en dos grupos, de acuerdo con su capacidad de rendimiento corporal. Uno realizó un recorrido de entre tres y cuatro kilómetros, mientras que el otro anduvo entre seis y siete. Para ambos se había previsto una pausa de diez minutos. Los valores en sangre demostraron que, después del paseo, los niveles de glucosa de los pacientes de ambos grupos habían descendido de modo significativo sin tomar ningún medicamento, gracias a la experiencia física y anímica con el bosque. Con anterioridad, Yoshinori Ohtsuka había efectuado estudios que no tenían en cuenta las caminatas, sino exclusivamente el efecto de la presencia en el bosque. Esto le permitió llegar a la conclusión de que caminar por el bosque, beneficiándose de todas las sustancias vegetales secundarias gaseosas que hay en el aire, es tan efectivo como disfrutar simplemente de la floresta para reducir el nivel de glucosa en los pacientes con diabetes.[54] Esto pone de manifiesto que el bosque no solo cura a través de la vía física y biológica, sino también psíquica.

### De cómo la naturaleza alivia los dolores y nos ayuda a sanar más deprisa

En la revista *Science*, la más importante del mundo especializada en ciencias naturales, además de *Nature*, apareció en 1984 un artículo que suscitó el interés de los medios de comunicación internacionales. Roger Ulrich demostraba en su estudio que el mero hecho de ver el campo desde la ventana de la habitación de un hospital aceleraba la curación durante los posoperatorios.[55]

El estudio del profesor Ulrich había sido iniciado ya en 1972 y se prolongó nueve años. En este periodo comparó la recuperación de pacientes que veían un árbol con la de otros que únicamente podían ver el muro de una casa a través de la ventana. Evidentemente, tuvo

---

54. Yoshinori Ohtsuka, *Effect of the forest environment on blood glucose*, en: Qing Li (Ed.), *Forest Medicine*, págs. 111-116, Nova Biomedical Verlag, Nueva York, 2013.

55. Roger Ulrich, *View through a window may influence recovery from surgery*, en: *Science*, Abril 27, 1984 v224 p420(2), American Association for the Advancement of Science, Washington, D.C., 1984.

en cuenta que los pacientes de ambos grupos fueran equiparables. Y no solo con respecto a la edad o al sexo, sino también en cuanto al tipo de operación. Todos los pacientes se habían sometido a una intervención quirúrgica para extirparles cálculos en la vesícula.

Esta publicación de *Science* del año 1984 iba a resultar un clásico en el mundo de la ciencia. Todavía hoy, tanto científicos como neófitos hablan sobre el gran acierto de Roger Ulrich. Y fue un gran acierto porque para los investigadores publicar en la revista *Science* significa convertirse en alguien «realizado» a partir de ese momento. Y, además, porque en el estudio se daban pruebas irrefutables de que mirar un árbol es suficiente para producir un efecto curativo. Roger Ulrich había aportado la primera prueba del efecto Biofilia. Había descubierto que los pacientes que podían ver árboles se restablecían desde un principio claramente más rápido que aquellos que veían el muro de un edificio.

Resultó especialmente llamativo el hecho de que los pacientes del grupo «árbol» necesitaron menos analgésicos después de la intervención quirúrgica y que además les bastaban medicamentos menos potentes. Por el contrario, el grupo «muro» tuvo que recurrir a analgésicos más fuertes con dosis más altas que provocaban mareos y causaban efectos sedantes. Incluso se comprobó que el grupo «árbol» tuvo menos complicaciones posoperatorias tras salir del hospital que el grupo «muro».

El estudio fue muy convincente y otros científicos a menudo lo han tomado como referencia. Los resultados de Roger Ulrich han sido corroborados varias veces, aunque el diseño del estudio ha sido ligeramente modificado en algunas investigaciones. Ahora sabemos que incluso la presencia de una planta en una habitación favorece la recuperación después de las operaciones y hasta puede reducir la necesidad de analgésicos. Lástima que en la mayoría de los hospitales las plantas estén prohibidas por razones de higiene.

Ulrich realizó numerosos estudios a lo largo de su carrera, demostrando con argumentos bien fundados los beneficios de la naturaleza sobre las personas sanas y las enfermas. Por ejemplo, hizo pases de diapositivas sobre la naturaleza a pacientes con dolores crónicos. Les hacía contemplar fotografías, ir a pasear al bosque o pasar tiempo en un jardín. Así constató que la experiencia con la naturaleza alivia los dolores, aun cuando esta se transmita mediante películas, fotografías o en banda de sonido.

«Cuando nos movemos al aire libre en plena naturaleza y bajo la luz del sol, se activa un mecanismo que alivia el dolor», explicó el profesor Ulrich. La liberación de serotonina, la «hormona del bienestar», se refuerza con la luz solar. Dado que la serotonina inhibe la transmisión de los impulsos del dolor en el sistema nervioso, los dolores se atenúan. Además, la serotonina nos aporta una sensación de serenidad, satisfacción y sosiego mental. Suprime la ansiedad, los impulsos de agresión, así como otros deprimentes sentimientos de preocupación. Dado que las depresiones a menudo se deben a una deficiencia de serotonina, la luz solar puede contribuir a levantar el ánimo precisamente porque aumenta su nivel de concentración.

Un segundo mecanismo relacionado con el alivio del dolor a través de la experiencia con la naturaleza es la fascinación, que ya hemos abordado con minuciosidad. La fascinación sostiene la atención involuntariamente permitiendo la regeneración. Roger Ulrich escribe: «Durante una excursión por la naturaleza uno se distrae y el estrés se reduce, de modo que también disminuye la sensación de dolor. La teoría de la distracción postula que el dolor es absorbido por la atención. Cuanto más se orienta la atención hacia el dolor, mayor es la intensidad del sufrimiento que siente. Si los pacientes están distraídos o absortos viendo hermosas fotografías de la naturaleza, están menos atentos al dolor y la percepción de su intensidad disminuye».[56] «Desviar nuestra atención hacia

---

56. *www.rdvdental.de*

todo aquello que no sea el dolor es algo que se puede conseguir también con el trabajo en un jardín de horticultura, por eso muchas clínicas y centros de terapia hoy ya ofrecen la terapia de jardinería. Roger Ulrich ha demostrado en hospitales que los pacientes con dolor necesitan menos analgésicos cuando van con regularidad a algún jardín próximo a la clínica.

Médicos, enfermeras y cuidadores de todo el mundo que trabajan con personas mayores han hecho observaciones similares. En las residencias de la tercera edad, así como en los geriátricos con jardín, los residentes y los pacientes que suelen pasar allí algunos ratos necesitan menos analgésicos y también menos antidepresivos.

Un tercer factor relacionado con el modo en que la naturaleza lleva a mitigar el dolor es la disminución del estrés. Sencillamente porque se inhibe la segregación de hormonas que lo causan y por tanto los dolores se perciben con menor intensidad, explica el profesor Ulrich.

Con ello volvemos una vez más sobre el tema del «alivio del estrés».

### Cómo la experiencia con la naturaleza puede aliviar nuestro estrés

> *Cada vez hay más enfermedades que parecen estar asociadas con el estrés.*
> ULRIKA STIGSTOTTER, profesora de diseño
> para la salud en la Universidad de Copenhague, Dinamarca.

Cuando antes me refería al cerebro reptiliano y al sistema límbico, así como a nuestros sistemas de alarma y a los elementos de la naturaleza que activan el modo relajación en nuestro interior, el estrés era ya una palabra clave. El mero hecho de que la naturaleza nos «desestrese» la convierte en un auténtico médico. El estrés no solo es desagradable, sino que presenta serios peligros para la salud.

En su completo manual académico *Mensch im Stress - Psyche, Körper, Moleküle* [El ser humano y el estrés - Psique, cuerpo, moléculas] Ludger Rensing, Michael Koch, Bernhard Rippe y Volkhard Rippe, biólogo, farmacéutico, psicólogo y genetista respectivamente, describen los numerosos riesgos para la salud que acarrea el estrés.[57] El estrés crónico, en particular, trastorna el sistema hormonal, debilita nuestro sistema inmunitario e inhibe sus funciones. Los políticos neoliberales deberían reflexionar seriamente sobre esta cuestión, antes de proponer la jornada de trabajo de doce horas con absoluto convencimiento. El estrés induce además procesos crónicos de inflamación en el organismo. Provoca trastornos de sueño y depresiones, ansiedad, agotamiento crónico, enfermedades cardiovasculares, así como dolencias estomacales e intestinales, entre otras las úlceras, el colon irritable y los trastornos digestivos. El estrés puede favorecer los trastornos alimentarios y la obesidad, alterar el metabolismo y causar perturbaciones en la lectura del ADN cuando el organismo «traduce» este código para fabricar proteínas y células de acuerdo con su estructura original. Puede desencadenar incluso una esquizofrenia si la enfermedad está latente en una persona.[58] Una interesante información adicional a este respecto: los expertos en estadísticas médicas han descubierto que las personas que viven en regiones rurales se ven mucho menos afectadas por la esquizofrenia que los habitantes de zonas urbanas. Esta enfermedad psíquica, por tanto, tiende a manifestarse más en gente de ciudad que en gente del

---

57. Ludger Rensing y otros, *Mensch im Stress – Psyche, Körper, Moleküle*, Springer Spektrum Verlag, Heidelberg, 2013.

58. Ulrika Stigstotter y otros, *Nature based therapeutic interventions*, en: Christos Gallis, *Green Care for human therapy, social innovation, rural economy, and education*, pág. 310, Nova Biomedical Verlag, Nueva York, 2013.

campo, aunque en ambos lugares viva un número igual de personas propensas a la esquizofrenia.

Cada vez hay más indicios de que la aparición del cáncer podría tener asimismo relación con el estrés. También los resultados de la moderna psicooncología muestran que reducir el estrés favorece las perspectivas de curación de una enfermedad cancerígena ya existente.[59] Algo nada sorprendente, puesto que si el estrés debilita el sistema inmunitario no puede desempeñar sus funciones como debería para destruir las células cancerígenas o para evitar que degeneren. Por otro lado, el hecho de que el estrés pueda interferir en la lectura y traducción del ADN nos sirve para explicar por qué existe una relación entre el cáncer y el estrés.

En el comienzo de este libro, al abordar los efectos positivos del «lenguaje de las plantas» sobre nuestro sistema inmunitario también he expuesto los resultados del profesor de medicina Qing Li y de sus colaboradores, de la Nippon Medical School de Tokio, Japón. Qing Li y otros seis científicos japoneses han estudiado además en otro experimento cómo afecta el ambiente del bosque a las personas con estrés. Para ello midieron el cortisol, la hormona del estrés, en la saliva. No fue ninguna sorpresa comprobar que un paseo por el bosque reducía drásticamente la presencia de la hormona del estrés, a diferencia de un paseo por la ciudad que no producía este resultado.[60] Los científicos comprobaron que este efecto se producía también al contemplar un bosque sin pasear siquiera. Esta experiencia pasiva hizo bajar el nivel de cortisol en la saliva, cosa que no ocurre al mirar un paisaje urbano. Así pues, el factor decisivo no era ni la calma ni sentarse cómodamente a contemplar el

59. Volker Tschuschke, *Psychoonkologie - Psychologische Aspekte der Entstehung und Bewältigung von Krebs*, Schattauer Verlag, Stuttgart, 2011.

60. Bum-Jin Park y cols., *Effect of the forest environment on Physiological Relexation using results of field tests at 35 sites throughout Japan*, en: Qing Li (Ed.), *Forest Medicine*, págs. 57-67, Nova Biomedical Verlag, Nueva York, 2013.

escenario, sino efectivamente «qué» se veía: el bosque o la ciudad. Los investigadores llegaron a la conclusión de que «el *shinrin-yoku*, el baño de bosque, debía estudiarse con más detenimiento con objeto de que las personas pudieran integrarlo en su vida cotidiana para relajarse y mejorar su salud».

Otros tres científicos del equipo de Qing Li tomaron muestras de orina a un grupo de individuos y comprobaron que la adrenalina, la segunda hormona del estrés más importante, reflejaba igualmente la influencia del ambiente del bosque. Un día en el bosque fue suficiente para que el contenido de adrenalina en la orina disminuyera alrededor de casi un 30 %, en los hombres, mientras que el segundo día alcanzó un 35 % en comparación con el día previo a la partida. Las mujeres se benefician aún más abiertamente de su experiencia en el bosque. En su caso, aunque cueste creerlo, el contenido de adrenalina en la sangre se redujo el primer día más de la mitad y el segundo día volvió a descender de tal manera que ni siquiera alcanzó la cuarta parte del nivel inicial. ¡Una proporción más que considerable! Al segundo grupo lo enviaron a pasar unas vacaciones urbanas de dos días. En las primeras veinticuatro horas solo se constató un leve descenso de adrenalina, en absoluto equiparable con la que se había producido en el bosque. Y algo muy interesante: el nivel de adrenalina de estos individuos alcanzó un valor ligeramente superior al inicial en el segundo día en la ciudad. ¿Podríamos sacar la conclusión de que, aun cuando al principio callejear por la ciudad alivie en alguna medida el estrés, al poco tiempo estamos hartos del entorno urbano y de que al segundo día hasta nos sentimos más estresados que antes? Parece al menos una conclusión plausible, mientras que de la naturaleza, o sea, del bosque, no nos hartamos tan pronto y, es más, una estancia prolongada allí se asocia a su vez con un mayor alivio del estrés.

Se tomó también otra hormona, la noradrenalina, para medir el estrés y mientras en el bosque descendió de forma clara apenas lo hizo en la ciudad.

Los investigadores han demostrado igualmente que el ambiente del bosque activa el parasimpático, el también llamado «nervio del sosiego».[61] Su actividad está al servicio de la regeneración, la relajación y el restablecimiento de las fuerzas físicas y espirituales.

Los científicos japoneses suponen que el intenso efecto desestresante del bosque obedece a razones de tipo psicológico por un lado y, por otro, a los terpenos, responsables de la comunicación con las plantas. Una cosa más que encaja aquí: la estancia regular en la naturaleza ayuda a vencer el insomnio. Esto también ha salido a la luz en los estudios citados.

### Árboles, corazón y presión sanguínea: la naturaleza como cardióloga

Un coreano y cuatro científicos japoneses se interesaron por los efectos que causaba la experiencia de la naturaleza sobre el corazón y la presión sanguínea.[62] Unas veces hicieron excursiones por el bosque con las personas que participaban en el estudio y otras se sentaron con ellos en un prado para observar simplemente el medio natural. Los resultados arrojaron que ambas experiencias hacían bajar la presión sanguínea y reducían el pulso. Por el contrario, en el grupo que había estado paseando por la ciudad no se observó que disminuyeran la presión sanguínea ni las pulsaciones, es más, en ciertos casos la presión arterial incluso aumentó.

61. Qing Li, Maiko Kobayashi y Tomoyuki Kawada, *Effect of forest environment on the human endocrine system*, en: Qing Li (Ed.), *Forest Medicine*, págs. 89-103, Nova Biomedical Verlag, Nueva York, 2013.

62. Bum-Jin Park y cols., *Effect of the forest environment on Physiological Relexation using results of field tests at 35 sites throughout Japan*, en: Qing Li (Ed.), *Forest Medicine*, págs. 57-67, Nova Biomedical Verlag, Nueva York, 2013.

Estos investigadores revelaron que la naturaleza ejerce un efecto psicológico y, también, que las plantas desprenden en el aire del bosque sustancias aromáticas capaces de disminuir la presión. Así, por ejemplo, la inhalación de aceite de cedro hace bajar la presión arterial. En la naturaleza, y sobre todo en el bosque, respiramos un cóctel muy vigorizante de las sustancias vegetales más variadas, cuya composición es mucho más compleja aún y tiene un efecto más intenso.

Asimismo, la frecuencia cardiaca de las personas que estuvieron en la naturaleza se mantuvo constante durante más tiempo, en comparación con el pulso de los visitantes de la ciudad, mucho más fluctuante.

La corteza suprarrenal produce una hormona conocida como DHEA,[63] un precursor de las hormonas sexuales masculinas y femeninas. Qing Li consiguió demostrar que el DHEA de nuestro cuerpo se fortalece con la estancia en la naturaleza y sobre todo en el bosque. Esta hormona se considera la «sustancia protectora del corazón». No solo protege este órgano, sino que también protege a las personas de la diabetes y reduce el riesgo de obesidad.

---

63. Deshidroepiandrosterona. Aquí: DHEA-S.

# Las lecciones del entorno salvaje:
## la faceta terapéutica de la naturaleza

*Nuestra patria auténtica es el entorno salvaje.*
Henry Bugbee, filósofo estadounidense (1915-1999)

*Somos parte del entorno salvaje del universo.*
*Es nuestra naturaleza. Nuestro carácter más noble*
*y más feliz se despliega bajo la influencia*
*del medio natural salvaje. Separados de este,*
*degeneramos. Con este, estamos en casa.*
Howard Zahniser, escritor estadounidense y
activista del medioambiente (1906-1964)[64]

«Te lo digo, aquí arriba puedes regenerarte perfectamente. Desaparecerán tus dolores de estómago y se te aclarará la mente.» Alguien que participó en un estudio describió con estas palabras su experiencia con la naturaleza en el entorno salvaje de las Montañas Rocosas, en Estados Unidos. Allí donde nace el río Colorado y el pino ponderosa está en su hogar, se encuentra también el centro de investigación de Rocky Mountains, en el cual los investigadores no solo realizan estudios científicos avanzados sobre ecología. Indagan también en la relación entre el hombre y la naturaleza y muestran que conservar el entorno salvaje no solo es de utilidad ecológica, sino que también es beneficioso para la salud de las personas. Además, allí en las Rocosas, se hacen estudios con participantes voluntarios y se publican igualmente los resultados a los que llegan científicos de todo el mundo. «Estos estudios no descuidan los aspectos vivenciales y desentrañan gran parte de las ricas,

---

64. Citado de: William Borrie, Ian Foster y Angela Meyer, *Wilderness experiences as sanctuary and refuge from society*, en: *Wilderness Visitor Experiences - Progress en research and management*, pág. 71, United States Department of Agriculture, 2011.

variadas y fecundas experiencias que casi todas las personas han tenido en este medio salvaje», escriben Daniel Williams, del Centro de Investigación de las Montañas Rocosas, y Davis Cole, del Ministerio de Agricultura estadounidense.[65] «A pesar de ciertas similitudes, las experiencias son muy individuales y están directamente relacionadas con los temas vitales y proyectos que cada persona tenga en ese momento.»[66]

Para definir el proceso que atraviesa un individuo en contacto permanente con la naturaleza salvaje, los científicos han acuñado un concepto que, en inglés, se ha abreviado con las letras «ICE»: Immediate Conscious Experience in Wilderness, que significa experiencia consciente inmediata en el medio salvaje. Como este concepto indica con toda claridad, se trata sobre todo de observar los aspectos psicológicos de la experiencia con la naturaleza y el entorno salvaje. Se trata de lo que una persona vive de forma absolutamente individual al entrar en contacto con la naturaleza; de lo que ocurre en su interior, de cuáles son los estados de conciencia por los que atraviesa, de las ideas y puntos de vista nuevos que desarrolla y de cómo poco a poco encuentra soluciones nuevas a los problemas o de cómo aprende a manejarse con lastres físicos o psicológicos. Los psicólogos del medioambiente llaman *experiencia consciente inmediata en la naturaleza* a todo cuanto ocurre en la conciencia de una persona cuando se sumerge en un entorno natural salvaje. Si bien hasta aquí nos hemos ocupado sobre todo de los efectos de la naturaleza en el plano inconsciente (recordemos el cerebro reptiliano y nuestro «subconsciente» o las sustancias del aire que respiramos), ahora

---

65. United States Department of Agriculture, USDA.

66. David Cole y Daniel Williams, *Wilderness visitor experiences - A review of 50 years of research*, en: *Wilderness visitor experiences - Progress en research and management*, pág. 6, United States Department of Agriculture, Forest Service, Rocky Mountain Research Station, 4-7 de abril de 2011, Missoula, MT.

intentaremos ser plenamente conscientes de todo cuanto la naturaleza provoca en nuestro interior.

Nosotros, los seres humanos, no solo percibimos con los sentidos el entorno que nos rodea, sino que tendemos a sacar información de nuestras impresiones; de lo que vemos, oímos, olemos, sentimos… Y evidentemente esto también puede aplicarse a nuestro entorno social. Es algo muy humano analizar con el fin de captar un sentido, de hacernos una idea de lo que pasa a nuestro alrededor. La especie humana es la única en el planeta que busca un grado tan elevado de sentido y significado, incluso en la propia naturaleza. Somos capaces de interpretarla, encontramos en su abrigo metáforas y símbolos que nos «dicen» algo. Se trata de un proceso extremadamente individual. En función de la historia vital, la situación actual y los temas vitales o los problemas que nos ocupen en el momento, la lectura que cada persona hace de la naturaleza siempre es diferente y cambia de acuerdo con el momento.

Un brote puede simbolizar, por ejemplo, nuestro propio deseo infantil o el avance de una idea para un negocio o cualquier proyecto de vida que estemos madurando en ese momento concreto. Un árbol imponente, en un sitio agreste, que resiste a pesar del viento y las inclemencias del tiempo, puede desencadenar en nuestro interior asociaciones de firmeza, como me pasó a mí con el añoso y retorcido roble de la tempestuosa costa de Gales. Recientemente he visto crecer una planta vivaz en una alcantarilla de la calle. Había enraizado en un puñado de tierra acumulada allí. Y tenía abundantes flores. Eso me hizo pensar espontáneamente que se podía hacer mucho con poco, como, por ejemplo, florecer con escasos recursos siempre y cuando exista voluntad para ello. Ver esta planta luchar por la vida despertó en mi interior esta asociación. Piense si no en un sauce que vuelve a brotar después de una tala rasa. El árbol tras una tala radical desafía su destino, hace acopio de renovadas fuerzas e intenta un nuevo comienzo. Crece de sus heridas. Quien se encuentre en una situación semejante, quien desee dejar una vieja herida tras de sí y quiera encontrar renovadas fuerzas, es muy posible que experimente un sentimiento de solidaridad hacia ese sauce inquebrantable que vuelve a brotar y hasta puede inspirarse en él para hacer de nuevo acopio de fortaleza mental. Tal vez hasta le susurre a usted: «No estás solo; yo lo he conseguido. Tú también lo puedes renacer». La simbología de un árbol herido, incluso mutilado, que conserva intacta su voluntad de vivir a pesar de su destino, es inmensamente poderosa. En circunstancias específicas, puede cobrar un gran significado cuando hay traumas físicos; por ejemplo, cuando una persona hace frente a una minusvalía corporal o después de un cambio físico negativo uno desea decir «sí» a la vida a pesar de todo, como hace el sauce mutilado.

La naturaleza ofrece muchas impresiones que podemos contemplar como símbolos y nos brinda además un lugar de retiro que se presta más fácilmente al autoconocimiento. Por tanto, nos proporciona el material y a la vez un espacio para la reflexión. El valor de la vivencia con el medio agreste reside en el llamado *being-away*, o sea, «estar fuera», estar en otra parte. Cuando nos alejamos de las experiencias habituales, cotidianas y vamos a un lugar completamente desacostumbrado que nos resulte inspirador, vemos nuestros problemas con distancia. Rachel y Stephen Kaplan, el matrimonio de psicólogos de la Universidad de Michigan, han destacado que el *being-away*, ese estar fuera, constituye uno de los mecanismos más importantes a través del cual la naturaleza influye sobre nuestra mente para lograr espacio para el alma. Esto se deduce de numerosos estudios que realizaron con individuos que buscaban retiro en la naturaleza y habían relatado las gratificaciones del medio salvaje.

*Being-away* significa también tomarse un respiro de la sociedad, apartarse durante un lapso de tiempo de la civilización, solo o en la compañía deseada. Lejos del horror consumista, del mundo digital, de las expectativas de los demás, de la presión del rendimiento y del corsé que a menudo nos impone la vida moderna. Y lejos también de un mundo donde un día y otro debemos satisfacer una imagen predeterminada de lo que supuestamente es una «buena» persona, alguien «adaptado», «trabajador», «productivo»…

*Being-away* significa moverse en un entorno en el que podemos ser sencillamente como somos. Esta idea es la que salió también a la luz en el viaje de trance del que ya he hablado. El anciano del paisaje paradisiaco que mi inconsciente había concebido para mí simbolizaba una extraordinaria calidad de la experiencia. Es permitirse ser como somos y ser aceptados. Como hacen las plantas, los animales, los ríos, el mar. Ninguno de estos elementos se interesa por nuestra productividad, rendimiento, apariencia, salario o condición psíquica. Podemos estar entre ellos y participar en la red de la vida aun cuando en algún momento seamos débiles, estemos perdidos, nos encontremos rebosantes de ideas o nos mostremos hiperactivos. La naturaleza no nos envía una factura de electricidad. El río de la montaña no nos pasa cuenta por el agua clara y limpia que tomamos cuando nos demoramos en sus orillas o acampamos allí. La naturaleza no nos juzga. *Being-away* supone la libertad de no ser ni controlados ni juzgados, de no tener que corresponder.

## La naturaleza, un paréntesis en la vida social:
## la curación llega con un «estoy fuera»

Me topé con un interesante estudio sobre las experiencias en la naturaleza que abordaba precisamente el tema de que las personas pueden ser tal como son en el medio salvaje, sin enfrentarse con los juicios de la sociedad. Angela Meyer, de la Universidad de Montana, en Estados Unidos, invitó a un grupo de mujeres a pasar unos días en un entorno salvaje.[67] Todas ellas tenían algo en común: no eran heterosexuales, sino lesbianas, bisexuales o transexuales. No hay ninguna duda de que incluso nuestra avanzada y moderna sociedad está llena de prejuicios contra la homosexualidad. Permítame hacer una digresión alarmante antes de volver sobre el estudio de Angela Meyer. Si hasta ahora pensaba que la homosexualidad era medianamente tolerada por nuestra sociedad, la historia a continuación le convencerá de lo contrario.

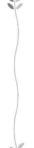

Poco antes de entregar el manuscrito de este libro a mi editorial, se produjo en una conocida cafetería vienesa de larga tradición un escándalo que dio que hablar en toda la sala. Una pareja de lesbianas se había besado en el Café Prückel y el camarero las conminó ásperamente a dejar de hacerlo. A continuación la pareja recibió un trato despectivo, por la información que llegó a los medios de comunicación, y las dos mujeres se quejaron ante la gerente. Esta tomó la queja como excusa para expulsar a las dos inmediatamente de la cafetería.[68] «No es preciso mostrar de

67. William Borrie, Ian Foster y Angela Meyer, *Wilderness experiences as sanctuary and refuge from society*, en: *Wilderness visitor experiences - Progress en research and management*, págs. 70-76, United States Department of Agriculture, Forest Service, Rocky Mountain Research Station, 4-7 de abril de 2011, Missoula, MT.

68. *wien.orf.at/news/stories/2688749/*

modo tan explícito que se es pareja», manifestó la gerente del Café Prückel en la cadena pública de la radio austriaca. «Me parece triste que deban hacer público su afecto», dijo ante los periodistas de la prensa escrita. Condenaba que se hiciera «exhibicionismo de la diferencia».[69]

Desde mi punto de vista, el verdadero motivo de tristeza es que alguien encuentre «triste» que dos personas se demuestren su afecto mutuo «en público». Que algunos todavía pidan abiertamente que dos personas oculten su amor ante terceros porque su pareja es del mismo sexo no solo es triste sino que, además, da clara muestra de hasta qué punto muchas personas hacen algo que los animales, las plantas y la naturaleza nunca harían: rechazar la «diferencia», forzando a las personas a constreñirse en un corsé. En el reino animal, la homosexualidad se da del mismo modo que entre las personas. Sin embargo, nadie expulsa del bosque a los animales homosexuales ni tampoco son puestos en la picota. La naturaleza y sus habitantes son compañeros mucho más afables y tolerantes. Para ganarnos su compañía antes tendremos que respetar nosotros sus exigencias y normas.

La directora del laboratorio Angela Meyer, de la Universidad de Montana, hizo largas entrevistas a las mujeres que participaron en este estudio sobre las vivencias en un entorno salvaje. «Escuché historias grandiosas sobre el vínculo [con la naturaleza] y, más allá, hasta qué punto esta se revelaba como un espacio donde escapar de las estructuras y los juicios de la sociedad, donde unirse con el propio cuerpo y con el mundo natural», escribió Meyer. A diferencia de los sentimientos de exclusión, de «sentirse juzgadas» y de «ser diferentes», que muchas mujeres habían experimentado en la

---

69. *www.news.at/a/cafe-prueckel-lesbisches-paar-kuss-rauswurf-protest*

vida cotidiana, allí hablaban de sentimientos de totalidad, aceptación y vínculo con la naturaleza. Una vez más se nombra el concepto de «neutralidad». La naturaleza era neutral frente a la orientación sexual de las participantes en el estudio. Una de ellas, llamada Beatriz, revisaba sus vivencias:

«El entorno salvaje está muy lejos de la sociedad[…] de alguna manera es un espacio alejado de la "realidad". Es un lugar donde me siento bien y donde no tengo que adaptarme a ninguna cosa. Aquí puedo ser yo y nada más. Es un camino para estar lejos de la vida cotidiana, lejos de todo, sencillamente para relajarse. Al principio ignoraba por qué me sentía tan bien. Pero, de verdad: en buena parte es porque aquí no tenía que verme como femenina ni masculina, *straight*, lesbiana o bisexual. Eso no importaba. Solo era una criatura más entre otras muchas que había fuera en los bosques.»

El aspecto de reconciliación con el propio cuerpo, de aceptarlo como es y el sentimiento de respeto hacia la naturaleza a la que el cuerpo humano pertenece, no solo adquiere un papel esencial en los estudios de Angela Meyer, sino también en los de otros autores. Los investigadores informan una y otra vez de que la experiencia de la naturaleza modifica la visión y el modo en que tratamos con nuestro propio cuerpo, ejerciendo una influencia positiva. Se demostró que incluso personas con trastornos alimenticios que se veían gordos pese a hallarse por debajo del peso mínimo experimentan un cambio en la percepción de su cuerpo. Puede decirse lo propio de las personas con dismorfobia, un trastorno de la percepción por el cual un leve defecto corporal se percibe absolutamente exagerado, lo que puede llevar a retirarse de la sociedad e incluso a ideas de suicidio. En la mayoría de los casos no existe objetivamente ni siquiera algo que se pueda considerar un defecto. Este trastorno puede consistir incluso en que la persona afectada se figura un defecto inexistente. Muchas personas con dismorfobia pasan gran parte del día delante del espejo u observándose y ni siquiera son capaces de ir a trabajar. En contacto con el medio salvaje la mirada sobre el propio cuerpo puede volverse más objetiva, el cuerpo es aceptado.[70]

Este cambio favorable en relación a la percepción del cuerpo no es sorprendente. Se debe a distintos factores que ya hemos tratado en este libro: la naturaleza, con todos sus estímulos, dirige nuestra atención hacia el exterior, de forma que la tarea interna de ocuparse de los defectos corporales (supuestos o reales) pasa a segundo plano. A través del mecanismo de fascinación, se activa nuestra atención innata y surge espacio para responder con nuevas perspectivas y puntos de vista a problemas pendientes. Rachel y Stephen Kaplan, los psicólogos medioambientales, parten del supuesto de que la fascinación, en tanto que forma especial de atención, es capaz de dar cabida a nuevas vías de pensamiento e ideas profundas. No obstante, quien tenga algún problema con su cuerpo, tal vez disfrute la experiencia de poder mostrarse sin vergüenza ante la naturaleza. Los árboles y los animales, los hongos y los ríos no nos juzgan por nuestra apariencia, a diferencia de muchas personas de nuestra sociedad. Quien se mueva por el medio salvaje con los ojos abiertos, con toda certeza será receptivo a las incontables impresiones que aluden simbólicamente a la aceptación de lo imperfecto. Los árboles, los arbustos y los animales que nos fascinan y que consideramos maravillosos a menudo tienen heridas o defectos «corporales». Y aun así nos parecen hermosos. En la naturaleza no todo es simétrico ni está modelado con una perfección estéril. Esta diversidad de formas y su asimetría orgánica le confieren su especial atractivo. Según las circunstancias, la persona que se abra a estos estímulos ahí fuera, podría encontrar suficiente material para cambiar la mirada sobre sí misma y modificar sus pro-

---

70. Comunicación oral de los terapeutas participantes con los que se reunió el autor y consultó durante unas prácticas en el marco de su formación como psicoterapeutas.

pias exigencias en relación a cómo debe ser nuestra apariencia o lo que debe modificarse. En un proceso así, resulta muy propicio separarse de la sociedad y sus influencias. Irse, o sea, practicar el *estar fuera*, el *being-away*. La persona que pasa unos días en un entorno agreste se sustrae también al ideal de belleza social que imponen los medios de comunicación y los carteles publicitarios, los vídeos musicales y las revistas de moda de la sociedad Photoshop. Él o ella se apartará por cierto tiempo de una sociedad que dicta permanentemente lo que es hermoso y lo que no, o qué apariencia «hay» que tener como hombre y como mujer. Cuanto más tiempo nos separe de estos dictados procedentes del exterior, con más facilidad nos ayudará la naturaleza a dejar atrás esos estándares normativos.

Angela Meyer, de la Universidad de Montana, habla de la «adopción de la vitalidad del propio cuerpo» y de la experiencia sanadora de la conciencia que supone «ser uno más entre los muchos animales de la tierra». En sus encuestas, una participante llamada Sage relató una de sus vivencias durante su estancia con otras personas en la naturaleza salvaje: «Llegamos a aquel lugar. Teníamos calor y estábamos cansadas y sucias. Hacía bastante tiempo que no habíamos visto un agua como aquella. Así que todas dejamos caer las mochilas en el suelo y nos quitamos la ropa. Para mí fue la perfecta encarnación de… ¿sabe?, en aquel momento éramos como animales en nuestros cuerpos. Nuestros cuerpos eran nuestras herramientas, nuestros motores. Eran lo que nos sostenía y nos constituía. Y formábamos con ellos una comunidad. Y, ¡vaya!, eso se sentía. Nunca olvidaré esa clase de vínculo conmigo misma, con las demás y con el paisaje a la vez».

Otra participante describió algún tiempo después de su experiencia en un entorno salvaje cómo había influido esta vivencia en su vida: «Me siento más anclada a mi vida. Tengo la sensación de que estar ahí fuera te da más tiempo para reflexionar sobre tus objetivos y lo que es más importante para ti. Me siento mucho más estable y más enraizada con todo en lo que creo».

Y hubo aún otra más que también hizo balance de su estancia en aquel entorno natural: «Sean cuales sean los problemas que puedas tener en tu vida cotidiana, siempre puedes ir allí y reflexionar y comprender que algunos problemas en realidad son insignificantes. La naturaleza salvaje es en definitiva, para mí, un lugar donde puedo ser verdaderamente yo».

Muchas participantes disfrutaron de la satisfacción de dejar atrás por una vez su «yo digital», de no estar localizables por *correo electrónico* ni por Facebook y de apagar el teléfono móvil.

Junto a sus colegas William Borrie e Ian Foster, Angela Meyer constató que las personas que habían participado en estudios de todo tipo sobre el entorno salvaje utilizaban principalmente conceptos que se referían a renovación y redescubrimiento. Hablaban constantemente de una nueva orientación, de un nuevo enfoque y del descubrimiento de facetas desconocidas de su personalidad, de su vida o de la naturaleza. Se trata de un (re)centrarse, de crear proyectos vitales con nuevas direcciones, perspectivas, objetivos. Muchas contaban que se sentían con fuerzas renovadas para dar más impulso a objetivos ya existentes y para ser fieles a sus visiones, sin permitir que las expectativas de la sociedad las hicieran desviarse de su camino.

# Cuando las montañas y la luna me enseñaron una lección

Estar completamente solo en la naturaleza virgen es algo indescriptible. Tenemos tiempo para nosotros mismos, decidimos de modo soberano cuánto nos quedamos en ese peñasco o en la orilla de aquel río y nos beneficiamos de la experiencia de tener que ingeniárnoslas solos. Es como un ejercicio para encararnos con nosotros mismos. Estar solo puede representar una experiencia muy enriquecedora. Unos años atrás fui a las montañas en pleno invierno y caminé cuesta arriba por la nieve hasta llegar a una pequeña cabaña en el límite del bosque. Se acurrucaba de un modo encantador en un bosque de coníferas cubierto por una espesa capa de nieve. Había alquilado la cabaña a un campesino por algún tiempo y estaba impaciente por llegar. Iba a la búsqueda del efecto Biofilia; necesitaba tomar distancia de la vida cotidiana y profesional para dar un nuevo giro. Había seguido el sendero a través del bosque montaña arriba, tal como me describió el granjero. Apenas llegué a un claro, vi desde lejos el tejado de la cabaña. Era puntiagudo y muy pronunciado y estaba cubierto de tejas muy juntas, como la casita de chocolate. Mis expectativas de alegría aumentaron. Al dejar atrás otro recodo del camino vi la cabaña entera. ¡Era verdaderamente como una casita de chocolate! Y además iba a ser mi cobijo por algún tiempo.

Enfrente de la cabaña estaba el servicio, evidentemente sin agua ni cisterna. Junto a la puerta se amontonaba la leña que me protegería del frío en aquellos días. Entré, dejé el equipaje y lo primero que hice fue encender la vieja estufa. Conforme fui entrando en calor, puse agua a hervir y me preparé una taza de té. No había corriente. Afuera cayó la noche y apareció la luna. Mientras disfrutaba de mi té en aquella estancia sencilla en la que todo era de madera, miré por la ventana. El sol había desaparecido hacía mucho rato para salir en la otra mitad del planeta, pero aún no estaba oscuro. La luna iluminaba el paisaje de una forma casi mágica.

Una misteriosa luz plateada se extendía por el bosque y los árboles como un hechizo. La vista era encantadora y algo irreal e inquietante a la vez, por lo que me recorrió un leve escalofrío. Era como si allí afuera, a la luz de la luna, hubiera oculto algún misterio a la espera de que yo lo descubriese. La nieve del suelo y en las ramas de los árboles reflejaba aquella luz clara y blanquecina de tal modo que afuera parecía de día. No podía resistirme a la idea de dar una caminata a pesar de aquella hora tardía.

Fui en línea recta montaña arriba. Acompañado de un mar de estrellas por encima de mi cabeza, al poco rato dejé atrás el límite de los árboles. Ascendí una empinada ladera caminando por la nieve y seguí ascendiendo por el rocoso terreno entre retorcidos arbustos de enebro. Aquel silencio era tan impresionante que se podía oír. Desde allí arriba extendí la vista hacia el valle durmiente por encima de las copas de los árboles. Mi caminata duró horas, pues no regresé a la cabaña hasta mucho después de medianoche. Antes de irme a dormir, hice una fogata en el punto de fuego que había al aire libre y contemplé ensimismado las llamas danzantes. Toqué la guitarra y disfruté como casi nunca antes de estar solo. De hecho, no estaba solo. Compartía la montaña con todos los animales nocturnos que sin duda alguna se habían percatado de mi llegada; como la criatura que, para mi sorpresa, daba señales de vida desde un rincón oscuro en el interior de la cabaña. Oí un berrido espeluznante de amenaza que me sacó de mi estado contemplativo. De entrada pensé que era un oso, pese a que no eran propios de aquellos alrededores. Pero esta primera asociación se desvaneció con la misma rapidez que el susto que sacudió todo mi cuerpo. El animal que tanto me había gritado era un tejón, probablemente molesto porque la fogata había perturbado su esfera privada.

En aquel entorno virgen pasé un periodo de retiro tan reparador como no he vivido jamás. No volví a ver nunca más al tejón, pero cada mañana encontraba sus huellas delante de la cabaña.

Dos veces vi volcado el banco y sospeché que había sido el hermano tejón. Sus huellas conducían exactamente allí y al lado del banco había un hoyo que llegaba hasta la tierra helada.

Durante mi retiro solitario en aquellas montañas sumidas en una espesa capa de nieve fui capaz de ordenar mis pensamientos con más claridad que inmerso en el ajetreo de la vida cotidiana. Allí estaba liberado de las influencias y opiniones de la sociedad. El hecho de que escribir libros hoy sea una parte esencial de mi vida profesional se lo debo a las reflexiones de ese periodo. Cualquier persona que desee escribir y se plantee vivir de esto o que le salga a cuenta, modestamente al menos, se topará con pronósticos y consejos desmoralizantes en todas partes. Escribir se entiende como algo complementario, como una actividad que a lo sumo se podría ejercer por afición o para obtener unos ingresos extras con el fin de hacerse un nombre y así escalar unos peldaños en la profesión. El cálculo económico de coste-beneficio del que es víctima nuestra sociedad se refleja en esta postura. Recuerdo las palabras de una editora con quien en una ocasión negociaba el pico de un porcentaje por derechos de autor: «Señor Arvay —me dijo—, ya sabe que no se puede vivir de escribir». Y aunque desde cierta perspectiva no le faltaba razón, la profesión de mis sueños es y sigue siendo autor de libros. Cuando trabajaba de biólogo en una oficina no era feliz porque no había estudiado biología para elaborar estadísticas ni para administrar bases de datos en un ordenador. Durante el tiempo que pasé en las montañas me encontré conmigo mismo y con mis visiones, sin que se inmiscuyera nadie. Allí no había nadie para hacerme entrar en razón o que me diera la charla sobre lo que supuestamente es un trabajo como es debido y hasta qué punto resulta desesperanzador hacer de la escritura una profesión. La única instancia que hablaba conmigo era mi propia voz interior y esta lo hacía en el reino de los animales, las plantas y los ríos montañosos.

Percibía mi propio ser como parte de la cadena de la vida sin ninguna ofuscación. Allí nadie se preocupaba de las facturas mensuales y las tablas salariales, ni de la carrera o del rendimiento económico. A ese respecto se me refrescó la memoria y recordé que la vida funciona por sí misma y con absoluta libertad; que uno puede ser feliz, como en la cabaña, por muy humilde y pequeña que sea, quizás hasta más feliz incluso, y que no debía tener miedo a los números de mi cuenta corriente, porque no son otra cosa que «números en un ordenador», tal como explicaba el actor austriaco Roland Düringer. La atmósfera de la naturaleza virgen era un reflejo de los temas sobre los que deseaba escribir. Todos mis libros posteriores han girado en torno a la relación entre el hombre y la naturaleza, la alimentación y la agricultura, el jardín y la ecología. Allí arriba, en las montañas, expuesto a la magia de aquella naturaleza genuina, opté por el riesgo y tomé la decisión de aparcar un trabajo burocrático que ya no tenía nada que ver con la biología. Pondría en juego todos mis ahorros y me dedicaría en cuerpo y alma a escribir libros. Decidí que solo seguiría mi voz interior y que haría oídos sordos a todas las valoraciones pesimistas a mi alrededor sobre el trabajo de escritor. Con absoluta entrega y, en aquella ocasión, con mucho más tiempo por delante, escribí mi segundo libro que ha sido un best-seller en Austria. A este han seguido otros libros de éxito; el que el lector tiene ahora en sus manos es el número seis. Y, entretanto, uno de ellos se ha traducido al japonés.

No me he hecho rico, pero en estos momentos dispongo de unos ingresos medianamente modestos. Sin embargo, la verdadera recompensa consiste en que hago mi trabajo de corazón y me colma de sentido. Mi anodina mesa de trabajo en una empresa no volverá a verme más. Y en caso de que la cuestión financiera flaqueara alguna vez, volvería a encaminarme hacia mi casita de chocolate a través de la espesura de la nieve y preguntaría a los campesinos si me dejarían vivir allí algún tiempo a cambio de ayudar en la granja.

Estoy firmemente convencido de que mi experiencia en la soledad de la montaña fue decisiva para perseverar, sin miedo ni inquietud, en mi vocación de escribir libros. La naturaleza me dio el respaldo necesario para guiarme únicamente por mi voz interior y no por los pronósticos de editores, gente de empresa y otras personas, que vaticinaban que me iba a morir de hambre con este oficio.

Nunca antes fui tan receptivo a los misterios de la naturaleza como en aquel tiempo. Una noche como tantas otras estaba sentado junto al fuego delante de la cabaña mientras paseaba la mirada por encima de las copas de los árboles y los bosques nevados, recorriendo aquel paisaje montañoso de colinas y valles ondulados, cuando de repente se oyeron voces en el aire. Ignoro qué fue, pero del valle se elevó una especie de susurro que llegó hasta mí a través de los bosques. ¿Era el murmullo del viento? ¿Serían voces que se aproximaban desde el valle en mitad de la noche? O, ¿eran los sonidos quedos de los animales que llegaban hasta mí desde el fondo de la noche para unirse a aquel concierto de suaves susurros? Di un salto y miré el paisaje aguzando el oído. Nunca en mi vida había oído semejante ruido de fondo. Sentí un agradable escalofrío. Tenía la impresión de que los bosques me hablaban en susurros. Y en aquel momento me sobrecogió el profundo sentimiento de veneración hacia aquella naturaleza que sigue siendo un gigantesco enigma, un misterio, incluso para mí como biólogo. Ignoro qué originó aquel murmullo del bosque. Puedo asegurar que no fueron figuraciones mías y que ciertamente habrá una explicación. En aquel momento sentí con absoluta claridad en mi interior el deseo de escribir sobre la naturaleza y sus misterios. Después volví a sentarme junto al fuego y poco a poco el recital sonoro de los susurradores del bosque remitió. Siempre me complace recordar aquella noche. Me sentía protegido y honrado. Aun cuando pudiera deberse a las causas más triviales, el efecto que aquel susurro desencadenó en mi interior se ha mantenido intacto. Era el efecto Biofilia en la forma más misteriosa que he conocido nunca. Era algo entre la naturaleza y yo, el gran enigma de mi relación con ella. Desde entonces no he vuelto a oír un susurro semejante, ni tan inexplicable para mí.

## Convivir con otros en un entorno salvaje que cura

*Salvaje no es lo contrario de cultivado, sino de atado.*
VANDANA SHIVA, científica hindú y
defensora de los derechos humanos

La naturaleza salvaje se presta de maravilla para gozar de unos días de asueto con otras personas. Mi estancia en las montañas fue sobre todo un periodo de introspección y, al estar solo, estaba muy pendiente de mis cosas, pero la convivencia social en la naturaleza posee un potencial de otra índole. En tanto que seres eminentemente sociales, cualquier persona necesita compañía.

En nuestra vida cotidiana, dominada por el estrés y su ritmo frenético, a veces se subestima la importancia de la interacción social. Quizá porque, en última instancia, siempre nos encontramos con gente: en el metro, en el autobús, cuando vamos de compras o en el teatro. Charlamos con los colegas en el puesto de trabajo, en la universidad o en la escuela. Y tal vez hasta tengamos la sensación de que constantemente establecemos contactos sociales. No obstante, a menudo nuestras conversaciones giran una y otra vez en torno a los temas que nos mantienen aferrados a las cosas de la vida cotidiana, como el trabajo, la universidad, la compra, la última película que hemos visto y si no la política y los temas de sociedad. Todo eso es muy importante, cierto. Pero, un encuentro de tú a tú, abierto y, en el mejor de los casos, sin máscaras, es más bien una excepción en la rutina diaria, sin olvidar que nuestro modo de comunicarnos se basa cada vez más en el mundo digital. Quizá tengamos la sensación de cuidar de nuestros contactos sociales a través del correo electrónico y las redes sociales, pero falta un factor crucial e inherente al trato con los demás: la presencia de nuestro igual.

La naturaleza y el medio natural salvaje nos ofrecen un valioso marco donde las personas pueden encontrarse para tomarse un respiro juntas, donde la cooperación y el «estar de igual a igual» se sitúa en primer plano. En este apartado voy a proponerle cómo planear una experiencia de grupo en un entorno natural agreste, un retiro.

Por *retiro*, del inglés «retreat», se entiende una etapa planeada de sosiego espiritual o un periodo de alejamiento del entorno cotidiano. Es la forma ideal de experimentar el importante efecto terapéutico generado por la biofilia de la naturaleza y que los psicólogos Rachel y Stephen Kaplan han denominado *being-away*, o sea, «estar lejos». Evidentemente, un retiro no tiene por qué hacerse en la naturaleza. Sin embargo, la naturaleza agreste nos ofrece, sin lugar a dudas, el espacio idóneo para ello, puesto que allí nos ponemos en contacto con nuestras raíces. De hecho, y no solo simbólicamente, en la naturaleza somos «verdaderos humanos» viviendo como nuestros antepasados, de algún modo. Podemos descubrir una faceta más de nuestra condición salvaje genuina, que tal como dijo Vandana Shiva, no es lo contrario de «cultivado» sino de «atado». Un retiro en un entorno salvaje, por tanto, implica soltarse; es una liberación de las convenciones y de las presiones sociales. Y esta valiosa experiencia en una sala de meditación o de un hotel especializado en seminarios no resulta tan fácil.

Un retiro en plena naturaleza debería prolongarse varios días, pernoctando también sobre el terreno. Será conveniente tener a nuestra disposición una cabaña, así como tiendas de campaña en el bosque o en un prado, siempre que el propietario lo sepa. El retiro favorece la experiencia del *being-away*, de apartarnos de la vida cotidiana, gracias a varios factores. Para empezar, por ser un entorno desconocido lejos del mundo civilizado, nos ofrece un escenario completamente nuevo y nos traslada a un espacio donde imperan otras normas. En un entorno salvaje reviste especial importancia el hecho de estar desconectados de todos aquellos recursos a los que solemos acceder pulsando un botón: no hay electricidad, ni termo eléctrico para el agua caliente o caldera térmica; tampoco calefacción, ni estufas de gas que se puedan encender y apagar. En vez de eso, debemos organizarnos y trabajar en común. Hay que cortar la leña o traerla del bosque para tener un fuego reconfortante por la noche y acceso al agua caliente durante el día. Los alimentos deben ser recolectados, elaborados y cocinados. Hay mucho que hacer para organizar el orden del día y todos ayudan. Este trabajo cooperativo, ingeniándoselas para salir adelante con pocos medios, es quizás el aspecto más notable del «estar lejos» del mundo civilizado. Cualquier persona que se aventure a hacer la prueba saldrá beneficiado. ¿Sabía que el mero hecho de cortar leña es suficiente para desencadenar una experiencia de *flujo*, sumiéndonos por completo en la tarea hasta el extremo de fundirnos con lo que hacemos? Un retiro en la naturaleza agreste, del cual todos se beneficiarán mental, física y hasta espiritualmente, podría organizarse como sigue. En todas las fases de preparación previa, así como en su puesta en práctica, se apelará al espíritu de equipo y al trabajo de cooperación, lo que fortalecerá también el vínculo entre los miembros del grupo. Estas pautas no deben entenderse como instrucciones ni obligaciones, sino como una propuesta y como estímulo para organizar un retiro en plena naturaleza. Por favor, tenga esto en cuenta al leer las siguientes instrucciones para que nadie se haga ideas equivocadas. No se trata de enfrentarse a la «vida dura» y tampoco tiene nada que ver con un entrenamiento de supervivencia. Desde mi punto de vista, debería ser un ejemplo de agradable convivencia, en la cual los niños también pudieran participar y que nada tenga que ver con una práctica de *outdoor training,* en la que se cantan animosas canciones de excursionista. Por mi parte, me lo imagino más bien como una armónica fusión con la naturaleza.

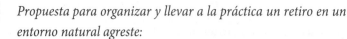

*Propuesta para organizar y llevar a la práctica un retiro en un entorno natural agreste:*

## Fijar el número de participantes, fechas y duración

Determine el tamaño del grupo. ¿Desea experimentar las fuerzas sanadoras de la naturaleza en compañía de unos cuantos amigos íntimos o idear un proyecto para un grupo mayor? Estos retiros se pueden anunciar públicamente, de modo que hasta última hora quizá llamen a su casa personas interesadas en participar. No obstante, dado que la mayoría de los retiros se desarrollan en marcos privados, en lo sucesivo hablaré de su círculo de amistades.

Establezca cuánto tiempo desea permanecer en plena naturaleza con sus amigos y fije fechas para el encuentro. La primavera y el verano resultan especialmente adecuados, si bien algunos de estos retiros se realizan en otoño o incluso en invierno. La belleza de la naturaleza salvaje puede dejarnos sin aliento en cualquier época del año. Y en invierno también tiene su encanto. Además, la naturaleza nos aporta el efecto Biofilia de enero a diciembre las veinticuatro horas del día.

## Prospección del terreno

Reúna a un «scout-team», o sea, a un equipo de búsqueda que, de entrada, asumirá la tarea de buscar el lugar apropiado. Decida junto a sus amigos sus características básicas. Para ello puede orientarse por los capítulos anteriores, donde nos hemos referido a los elementos sanadores de los paisajes y a sus efectos sobre el inconsciente de los seres humanos; o incluso dejarse guiar por su intuición y su propio sentimiento de biofilia. ¿Va a ser un chalé, una cabaña, una casa de adobe o una agrupación de varias cabañas? ¿Acaso se han propuesto regresar a sus raíces más hondas y acampar en libertad? Evidentemente, una cosa no excluye la otra, puesto que una parte del grupo puede dormir en la cabaña y los «fanáticos del aire libre» en el exterior. Un lugar desde donde se tenga fácil acceso a unas aguas cristalinas ya de por sí ofrecerá una buena conexión con nuestros orígenes. La orilla de un río o un lago es un lugar magnífico para meditar y cualquiera puede hacer uso del agua para refrescarse, bañarse o lavarse cada día. Piense que las funciones de nuestro cerebro arcaico reaccionan muy satisfactoriamente a las aguas, activando el modo relajación. El agua supone acceder a los recursos vitales indispensables, significa sosiego, significa profundidad. Asegúrese de que el lugar elegido se encuentra aislado y no en la linde de un pueblo. Las vastas zonas forestales, las amplias praderas, las montañas o el entorno marítimo casi siempre ofrecen suficientes lugares donde sentir la comunión con la naturaleza, aunque en ningún rincón de Europa es posible encontrar ya un entorno natural virgen propiamente dicho, o sea, un paisaje ajeno a la influencia del ser humano.

El lugar debería estar necesariamente resguardado y también alejado de los senderos por los que pasan los excursionistas. El aislamiento es una condición primordial para experimentar la sensación de «estar lejos» de las influencias del mundo civilizado. El emplazamiento debe disponer de un punto de fuego o en su defecto de un sitio donde hacer una fogata sin peligro, siempre que el propietario dé su consentimiento, claro. Asimismo, sería conveniente diversificar el espacio todo lo posible. Debería contar con áreas adecuadas para retirarse y con otras que constituirían los «puntos calientes» de la vida comunitaria y donde cada persona realizará una actividad. Es preferible buscar un área donde haya mucho por descubrir. Cuanto mayor sea la diversidad paisajística, mejor. Porque, siendo así, la necesidad humana de explorar la naturaleza se verá particularmente satisfecha.

Tenga en cuenta asimismo que el emplazamiento destinado al retiro al menos debe ser accesible con un todoterreno para alguna emergencia; y que es muy recomendable aparcar un coche en las cercanías, por ejemplo, en un camino forestal o un sendero. Para este fin, sería conveniente un coche con tracción a las cuatro ruedas, a poder ser un auténtico todoterreno, con el que poder desplazarse por el barro y por la nieve muy blanda.

Practicar el *scout,* o sea, salir en búsqueda de un lugar adecuado en la naturaleza es una vivencia muy inspiradora. El equipo de «scouts» encontrará seguramente numerosas localizaciones que les resultarán atractivas y estimularán su imaginación. Cuando se haya encontrado un trozo de tierra con potencial, inmediatamente hay que plantearse no solo cómo llegar a ese lugar, sino además cómo acondicionarlo por algún tiempo y convertirlo en un hogar temporal. El proceso de búsqueda, por sí solo, crea ya una experiencia con el entorno natural y también un vínculo. Por último, el equipo debe acordar elegir un lugar que resuene con la mayoría del grupo. Para ello habrá que llegar a un consenso, a menos que a todos les entusiasme el mismo trozo de tierra, evidentemente. Pero lo habitual es encontrar un lugar con tanta magia y tan especial que enseguida todos se ponen de acuerdo y dicen: «¡Hemos encontrado el sitio!»

**Establecer unas normas básicas**

Elabore conjuntamente las normas para el retiro en la naturaleza: los teléfonos móviles deberán permanecer apagados o dejarse en casa, excepto un teléfono de emergencia. Hacer un paréntesis en estar siempre accesible es una parte importante de la experiencia de «estar fuera», del *being-away.* Algunos grupos deciden no consumir alcohol y tampoco drogas. A menudo se deja de fumar. ¿Se va a comer carne o se va a seguir una dieta vegetariana o vegana? ¿Será parte de la experiencia renunciar a la comida basura? Personalmente no me parecen apropiadas las bolsas de patatas, las conservas ni las bebidas de fabricación industrial para un retiro en la naturaleza. Cuanto menor sea la estela de civilización e industria que lleve consigo, mayor será la sensación de distancia que percibirá con respecto a las imposiciones de la sociedad en la vida cotidiana, esto es, «de estar lejos».

**Pensar sobre contenidos, temas y programa**

Sopese si en el marco de este retiro en plena naturaleza deben transmitirse conocimientos. Un ejemplo: la recolección de plantas silvestres comestibles en el campo y en el bosque va aquí como anillo al dedo. La naturaleza nos brinda incontables posibilidades de alimentarse de ella. Según sea la época del año, tenemos a nuestro alcance bayas y frutos, nueces y vainas, hojas, flores, semillas, setas, musgos y raíces con los que cocinar maravillosos y excelentes platos al fuego. Tal vez pueda contar con un experto, a menos que en el grupo ya exista, que organice una excursión guiada para recoger plantas silvestres y transmitir una parte de su conocimiento acerca de todo cuanto es comestible en la naturaleza. Encontrará una persona con este perfil a través de las centrales de agricultura regional o en Internet, por ejemplo en www.excursionesysenderismo.com. También puede organizar talleres, donde los propios participantes enseñen a los demás algo que sepan hacer bien, o incluso invitar a expertos. Todo lo que contribuya a enriquecer la experiencia con la naturaleza tiene cabida aquí: un taller de música, meditación, un recital de poesía, un cuentacuentos, masajes, técnicas de relajación, etcétera. No obstante, evite que se instaure un ambiente de conferencia. El centro de interés es la vivencia comunitaria en la naturaleza.

## Propuesta: integrar la propia experiencia de grupo

Esta clase de retiros se pueden combinar además con un trabajo psicológico personal. Por ejemplo, puede planear una experiencia de autoconocimiento grupal de dos horas diarias o de un día entero bajo la dirección de un terapeuta. Si hay alguien en el grupo con capacidad para tutelar estas sesiones es una gran ventaja. De lo contrario, siempre cabe la posibilidad de que todos contribuyan con una pequeña aportación para contratar ayuda profesional.

Un taller de autoconocimiento de estas características se realiza casi siempre bajo una rúbrica específica. La naturaleza agreste constituye un ambiente ideal para revisar cuestiones existenciales y plantearse el sentido de la vida. Nada tiene tanto que ver con nuestra existencia de seres humanos como la naturaleza a la que pertenecemos y de la que provenimos. La psicoterapeuta austriaca y pedagoga Andrea Maria Hirzer, del Instituto de Psicosomática y Terapia del Comportamiento de la ciudad de Graz, propuso abordar el siguiente tema: «Cuál es mi lugar en el mundo como persona».[71] Bajo esta rúbrica es posible rastrear de un modo espléndido la misión personal y el papel que cada uno tiene en la vida, bien en el plano personal o en el profesional, suponiendo que esta brecha exista. ¿Qué quiero realmente? ¿Qué es importante para mí? ¿Qué me aporta sentido? Estar en plena naturaleza y el distanciamiento de la sociedad parecen condiciones inmejorables para abordar estas cuestiones fundamentales. En caso de recurrir a un profesional para las unidades de autoanálisis, procure que sea un psicoterapeuta colegiado. El «mercado del autoconocimiento» está saturado e invadido de asesores, algunos con formación inadecuada y

---

71. Comunicación oral. Agradecidos por su inspiración a la señora Mag. Andrea Maria Hirzer, Institut für Psychosomatik und Verhaltenstherapie, Graz, Austria.

en muchas ocasiones poco serios. Por otra parte, los mediadores y los supervisores son competentes en la resolución de conflictos, en la negociación entre las partes y en favorecer la reflexión dentro de un grupo, pero no siempre son la mejor opción para acompañar un proceso de autoanálisis. Es una tarea muy delicada que requiere cierta experiencia, conocimientos y técnica para proteger a los participantes de sentimientos perniciosos. Gracias a sus años de formación, en la que todo gira en torno al autoconocimiento, los psicoterapeutas han adquirido las competencias necesarias para ello. En los buscadores de Internet se encuentran fácilmente direcciones electrónicas para buscar un terapeuta cualificado. En estos sitios pueden introducir también la función de búsqueda «Autoconocimiento de grupo» o «terapia de grupo» con el fin de encontrar con mayor rapidez ofertas especiales.

Es evidente que el retiro comunitario podría orientarse igualmente en torno a una sola rúbrica específica. Todo esto se decidirá y organizará de antemano.

### Acondicionar el lugar destinado al retiro

La preparación del espacio debe ser llevada a cabo por una parte del grupo. Y esto puede ser muy al principio. He sabido de casos en los que el lugar destinado para el retiro se había preparado hasta con varios meses de antelación. Esto sucede cuando el grupo desea aprovisionarse de víveres para no tener que comprar ni un solo producto de alimentación. Porque probablemente no bastará con recolectar plantas silvestres comestibles. Habrá que diseñar huertos que den una abundante cosecha en el momento oportuno. De ello resultará un auténtico retiro de autoabastecimiento, que reforzará la sensación de autodeterminación en la naturaleza y de independencia de la industria y del mundo civilizado.

Evidentemente esto solo será factible si ha hablado antes de ello con el propietario del terreno, que suele ser una familia de agricultores. Después, en primavera, el equipo del huerto volverá para orear la tierra y trazar los bancales. Suponiendo que planee el retiro para el mes de agosto, siembre plantas que se cosechen por esas fechas, como judías enanas y verdes, calabazas, maíz, tomates, pimientos, *Physalis*, *tomatillos*, acelgas, espinacas y hortalizas de raíz, como remolacha roja, zanahorias, patatas tempranas o una especie temprana de boniatos o patata dulce, conocidas también como batatas.

Quien decida realizar este esfuerzo será recompensado con una sensación de autonomía y de conexión con la naturaleza que difícilmente se puede expresar con palabras. De entrada el cultivo es algo que conectará a todos con la alegría previa de las próximas cosechas en común y, a su vez, las cosechas tardías con el momento de la siembra. Un huerto de estas características no tiene que ser necesariamente muy grande, dado que solo se servirán de él durante un espacio de tiempo limitado. No obstante, un proyecto de estas características incluye el esfuerzo adicional que deberán realizar, previo acuerdo, algunos voluntarios para ocuparse del acondicionamiento inicial, a menos que pueda encargarse de ello una persona de la zona. Cuando esté todo hablado con el propietario del terreno, no será difícil encontrar una parcela de buena tierra rica en nutrientes con suficiente luz solar. Hasta un claro del bosque puede resultar idóneo para crear un pequeño huerto. ¡Le encantará la experiencia! Una alternativa al huerto propio consistiría en llegar a un acuerdo con un agricultor para que acondicionara en sus tierras un bancal de hortalizas de cosecha propia, o que aceptara que los participantes del retiro cosechen productos de su huerta a cambio de un importe determinado.

La variante más simple para el abastecimiento sería lisa y llanamente hacer una compra comunitaria en un mercado agrícola o en un comercio ecológico, que se completaría con la recolección silvestre. En mi opinión, los productos de los supermercados o grandes superficies comerciales estarían aquí fuera de lugar.

Las tiendas deberían montarse antes de que comience el retiro. Un tipi o una yurta se pueden conseguir de alquiler; además son adecuadas como punto de reunión, aunque todos los participantes hayan traído su propia tienda para dormir, a menos que se decidan por la opción de las cabañas, claro. Busque un sitio para la «cocina» y tienda un toldo sobre el lugar. Deposite allí las ollas y los utensilios que necesite. En esta cocina «de exterior» se cortarán las hortalizas, se deshuesará la fruta, se mezclarán los ingredientes, se triturarán los frutos secos, se lavarán las setas, se pelarán las patatas, etcétera. El sitio de la lumbre donde vamos a cocinar no debería estar muy lejos. Si el anhelo de experimentar su biofilia interior es muy intenso, no dude en construir de buenas a primeras un horno de adobe, usted solo o en compañía. Es una experiencia donde cualquiera que participe aprenderá mucho sobre el trabajo artesano, además de una maravillosa y productiva vivencia de grupo. Nuestros antepasados ya construían sencillos hornos de arcilla. El mercado del libro e Internet ofrecen innumerables orientaciones para este fin; es más, podría vincular esta actividad con un taller.

Construya unos cobertizos de madera con la leña que haya recogido en el bosque, y aíslelos con lonas, musgo y corteza. Estos cobertizos servirán de zonas de retiro y cobijo en caso de lluvia. También puede tensar unas sencillas lonas impermeables entre los árboles, aunque esto parecerá algo menos rústico y no se integra bien en el paisaje natural.

Tampoco debe faltar un área segura destinada únicamente para los niños. Son muy creativos cuando juegan; buscarán en la naturaleza cosas que harán servir de juguetes y utensilios de juego, o se valdrán del escenario de la naturaleza para imaginar juegos de rol. Por tanto, no es preciso un espacio de juegos en el sentido estricto de la palabra, sino sencillamente un área que, a su entender, les pertenezca. En todo caso, tendrá que haber alguien vigilando. Lo mejor es que cada padre se responsabilice de sus propios hijos. Tampoco hace falta que exista una estricta separación generacional. Mayores y jóvenes están juntos allí y todos están al mismo nivel. En un retiro como este, los adultos también pueden aprender mucho del modo en que los niños se han desenvuelto en la naturaleza desde siempre, así como de la manera en que la perciben e interactúan con el medio agreste. El efecto Biofilia se observa con particular intensidad en los niños, ya que aún conservan casi intacto el vínculo con la naturaleza y, a diferencia de los adultos, su visión del mundo está mucho menos marcada por las normas sociales. La creatividad con la que los niños van al encuentro de la naturaleza contagiará a todos los adultos. Aprendamos por tanto de nuestros niños, para quienes la naturaleza es todavía algo mágico y lleno de misterio y no lo que los biólogos y matemáticos supuestamente han entendido y sintetizado en fórmulas. A través de su fantasía, de su agudo sentido de lo etéreo y de la percepción de lo sutil, ellos son capaces de acoger con gracia hasta a elfos y enanos, independientemente de si deseamos pensar que estos seres son reales o solo fruto de nuestra imaginación. Sea como sea, si hay niños, ellos también estarán.

He mencionado ya varias veces el punto de fuego. Dispóngalo de forma que sea suficientemente amplio para que todos los participantes quepan a su alrededor. La especie humana mantiene una relación especial con el fuego desde hace millones de años. El fuego ha sido un importante combustible de nuestra impetuosa evolución biológica y cultural. Es lamentable que el hombre moderno a menudo haya olvidado su relación natural con el fuego. Pero la fascinación por una fogata está arraigada en todos nosotros y es fácil redescubrirla. Las llamas danzando en la oscuridad fascinan y son un estímulo para la inspiración. Dan alas a los pensamientos y a la fantasía. Los terapeutas y pedagogos especializados en trabajar en el exterior señalan que la fogata es una especie de portal para comunicarse con el alma. Cuando las personas se reúnen alrededor de un fuego se sienten más cercanas entre sí, bajan la guardia más rápido y se entregan más de lo habitual. El encuentro entre ellas se produce en otra vibración, es más abierto, más honesto, caen las máscaras. Esto es algo que también se puede explicar por la evolución. El sitio de la fogata ha sido durante eones el escenario de encuentro entre los seres humanos, por lo que no debe faltar en un retiro en plena naturaleza. Dedique una atención particular a sus preparativos.

Asimismo, hay que hacer previsiones de higiene. El tema de los «lavabos» es delicado. En el caso ideal, encontraremos en el lugar un modesto retrete en un anexo de madera o un váter de compost. No obstante, en un retiro en plena naturaleza difícilmente se puede esperar esto. Si se encuentra lejos de todo, en unas condiciones muy arcaicas y verdaderamente ha elegido para el retiro una zona muy remota, considere con extremada atención el emplazamiento de esta área. Busque un lugar apartado y bien resguardado, por ejemplo en el sotobosque y entre la maleza. Cave unos hoyos profundos y acordone la zona con unos listones resistentes. Tenga a mano serrín. Más tarde pida a todos los miembros del grupo, sin excepción, que hagan uso únicamente de este retrete natural y que cubran siempre sus «cosas» con serrín. Para ser consecuentes, habrá que acumular el papel higiénico en un cubo que cierre bien y destinado para este uso; no debe quedar en la tierra. Pida igualmente a sus compañeros que no tiren productos de higiene de ningún tipo en los agujeros. Si se respetan estas pautas, uno se estará comportando de modo correcto con el ecosistema. Al término del retiro, vuelva a rellenar los hoyos, apisone un poco la tierra y cúbrala con el mantillo natural de la superficie del suelo. En el bosque o en zona de matorral este se compone de follaje, agujas y ramitas. En algunos lugares puede ser hierba. Para terminar, siembre o cubra estos espacios con una capa de hierba fresca que pueda arraigar en el suelo.

También hay que ocuparse del aseo diario. Sería conveniente desestimar jabones, cremas, lociones y otros cosméticos. Lavarse en un río o un lago de aguas cristalinas es una experiencia singular, además de inocuo desde una perspectiva ecológica; nos metemos en el agua para nadar y no contaminamos el medio desastrosamente. Algo así se puede esperar en los baños públicos de cualquier lago muy frecuentado, pero no en el marco de un retiro en la naturaleza. Sin embargo, aquí la relación entre la masa de agua y el número de bañistas se inclina extremadamente en beneficio del agua, en comparación con un lago apto para bañistas, donde las personas que se meten en el agua son muchas más. Por otro lado, en una corriente de agua el aseo corporal es mucho más inocuo que en las estancadas, dado que el agua se renueva de modo constante. Desde un punto de vista ecológico resulta obvio renunciar a jabones y cosméticos para darse un baño en aguas agrestes. Para lavarse los dientes usará una pasta dentífrica biológica de hierbas y arcilla, sin tensioactivos o detergentes, como las que se venden en las tiendas de productos biológicos. Otra alternativa es comprar en la farmacia arcilla pulverizada y usarla como dentífrico. Nadie podrá reprocharle ni a usted ni a su grupo que contamina la naturaleza.

Las normas de comportamiento se comunicarán claramente a todos los compañeros de antemano. Si planea un retiro con un elevado número de participantes, cosa que será más bien una excepción, designe a un equipo reducido de personas que se preocupe por el cumplimiento de las normas.

## Empezamos

Todos los preparativos se han llevado a cabo y el lugar está acondicionado. Personalmente recomiendo iniciar el retiro un viernes por la tarde, después de la semana laboral, pues los participantes perciben con claridad contundente el contraste entre el frenético mundo civilizado y la calma de la naturaleza. Es una buena manera de empezar, que motiva a las personas a comprometerse con los días del retiro y a experimentar los beneficios de «estar fuera» ya desde el principio. No establezca un horario fijo de llegada para el grupo; es preferible acordar una hora aproximada si no viajan todos juntos. Quizás algunos de sus amigos deseen llegar a pie y le agradecerán no tener que cumplir con una cita de reunión fija.

Para dar más ambiente a la recepción y destacar la faceta mística de la naturaleza, debe procurar que nadie llegue antes del crepúsculo. El acceso estará iluminado con llameantes antorchas a lo largo del camino que conduce a la zona comunitaria, donde ya arde la lumbre. Una tetera colgada de una trébede de acero se calentará al fuego. Ofrezca a los recién llegados una cálida bienvenida en un ambiente acogedor. Convocar la llegada en el crepúsculo probablemente sea poco acertado si los miembros del grupo traen consigo su propio techo a cuestas, puesto que a la mayoría no le gustará tener que montar la tienda en la oscuridad. En el caso de que sea así, inaugure la fogata festiva en compañía de todos los asistentes una vez que todos hayan acabado sus tareas. También esto tiene su recompensa. O, siempre que el tiempo lo permita, puede ser la primera noche al raso junto al calor del fuego. Aunque para ello es obligado que alguien se quede despierto, vigilando, para mantener el fuego encendido y encargarse de la seguridad.

Dependiendo del trabajo previo que haya realizado, distribuya unos mapas a vista de pájaro de todo el área, donde se vean la cocina, el servicio, el acceso al agua, el punto de fuego y la zona comunitaria, en su caso el tipi o cabaña comunitaria, el espacio para los niños y eventualmente el huerto, etcétera. Organice la noche junto al fuego como mejor le plazca.

Algunos grupos acuerdan encontrarse al amanecer para una meditación diaria junto al fuego. Puede ser una experiencia muy instructiva de desaceleración vivir sin reloj, como nuestros antepasados, guiándose únicamente por la posición del sol durante todo el retiro. Esto agudizará nuestra percepción, el sentido del tiempo y nuestra atención. Así percibiremos el ciclo diario del sol de un modo mucho más consciente. Es evidente que con el «reloj solar» la puntualidad no será estricta, por lo que puede ser una experiencia saludable para las personas estresadas que van de una cita en otra. Podrían encontrarse todos para la comida del mediodía, cuando el sol esté en su cénit, y al atardecer, para despedir el día, tocar música o contar historias.

El primer día se recomienda explorar el terreno en compañía de todos los presentes para crear un vínculo con el paisaje. En un entorno nuevo los seres humanos tenemos la necesidad de crearnos en la mente un mapa cognitivo. Nos da una sensación de seguridad y podemos relajarnos con más facilidad que en un lugar desconocido. Tal vez haya alguien entre ustedes versado en ecología; o una persona que tenga nociones sobre la fauna y la flora de la región y les revele el nombre de unos cuantos árboles y hierbas.

Debería existir una rutina diaria para compartir el desayuno, la comida de mediodía y la cena. El servicio de cocina y el cuidado del fuego habría que distribuirlo igualmente entre los miembros del grupo, así como la tarea de cortar la leña y otras. Serán quehaceres rotatorios. El número de actividades incluidas en el programa del día dependerá por completo de los objetivos y acuerdos que el grupo haya adoptado. De cualquier modo, el retiro brindará a todos tiempo suficiente para dejarse envolver por la naturaleza, y para buscar inspiración y espacio para desarrollar su propio mundo personal; del mismo modo, también habrá momentos para estar con los demás, realizar talleres y disfrutar de las experiencias individuales dentro del grupo.

## Sugerencia: el bastón de la palabra

El anochecer se presta para hacer una revisión del día que va a concluir. Si va a moderar usted algunas conversaciones o cuando los presentes intercambian sus impresiones en el grupo, siempre puede estipular unas normas rituales, tal como hacen numerosos pueblos que viven en consonancia con la naturaleza en todo el mundo. Por ejemplo, suponiendo que estén sentados todos alrededor del fuego, usted podría pasar a alguien del círculo un bastón de la palabra. Basta que sea un sencillo trozo de madera o una raíz del bosque o un trozo de madera ornamentado o pintado, como se hacía antes. El bastón de la palabra posee una larga tradición de siglos en numerosas comunidades culturales arcaicas descendientes de los primeros pobladores de América del Norte y del Sur. Siempre habla quien tiene el bastón en la mano. Cuando se le cede a alguien, le hacemos entrega de la palabra. Quien no tenga nada que decir pasará el bastón a la persona que esté a su lado sin decir nada. Esta ceremonia puede destacarse como un gesto de respeto hacia los demás. Al hacer entrega o recibir el bastón puede hacer una inclinación, por ejemplo. La idea que subyace aquí es la de crear un ambiente de estima recíproca, donde haya espacio para todo cuanto desee decir el portador del bastón y nadie le corte mientras habla. Es oportuno designar a un maestro de ceremonias, hombre o mujer, encargado de velar para que nadie se exceda hablando durante sus intervenciones y de que todos accedan a la palabra por igual. Esta es una forma de intercambiar experiencias, y de debatir ideas y planes para el retiro o para el día siguiente; hasta se pueden resolver conflictos con el bastón de la palabra porque con su empleo se forja un marco constructivo de estima. En una experiencia grupal, bajo tutela terapéutica, el bastón de la palabra también tiene su utilidad.

Aunque la idea de recrear un ambiente ceremonial para la conversación le parezca ahora extraña, no dude en hacer la prueba cuando esté de ánimo para ello. En el maravilloso ambiente de la naturaleza y junto a las llamas de una fogata, es muy posible que esta práctica se le antoje más adecuada y sugestiva.

Ya he mencionado que esta clase de retiros pueden dar cabida a abordar numerosos temas bajo una determinada rúbrica, como puede ser: «Mi lugar en el mundo en tanto que ser humano». Quien desee llamar la atención sobre el autoconocimiento y el carácter psicoterapéutico de la naturaleza vivencial puede plantear con los compañeros algún tema sobre la vida que sea actual para todos, como la autoestima, por ejemplo. El turno de palabra, con ayuda del bastón, y la experiencia de autoconocimiento de grupo se dedicarían así al tema de la autoestima. ¿Cómo cambia la idea que tengo de mí mismo con el paso de los días en la naturaleza? ¿Qué símbolos de autoestima y autoaceptación salen a mi encuentro en la naturaleza? ¿Qué valor adquiere la experiencia de la interacción social con el grupo para mi autoestima? ¿Cómo me trato a mí mismo y a los demás? Estas cuestiones podrían ser temas de reflexión diaria durante el retiro que propiciarían un intercambio natural de ideas sobre la autoestima en el grupo. Los participantes aportarán sus distintos puntos de vista, experiencias, pensamientos y quizás hablen también de sus sentimientos y emociones. Los miembros del grupo plantearán ideas inspiradoras y se apoyarán recíprocamente en sus conclusiones acerca de la autoestima y la aceptación personal.

Otros temas que se adaptan bien al marco natural son: «¿Cómo me relaciono con mi cuerpo?» «¿Qué me atemoriza y qué me aporta seguridad?» «Mi papel como madre o padre» «¿En quién puedo confiar?» «Vivir y morir» «¿Cómo me desenvuelvo con mi enfermedad?» «¿De qué forma la naturaleza puede ayudarme a recobrar el valor?»

Los retiros pueden ser un poderoso instrumento para cualquier grupo de autoayuda.

Si trabaja en el ámbito social, pedagógico o en el sanitario, tenga en cuenta que la naturaleza vivencial sin duda representará un gran enriquecimiento para sus clientes, pacientes y escolares respectivamente.

# El sexo y la tierra: la naturaleza como terapeuta sexual

*Me estremece el dios del amor como el viento*
*al imperturbable roble en las montañas.*
Safo de Lesbos, poetisa griega de la antigüedad,
siglo VI a. C.[72]

Hasta aquí, en este libro, todo ha girado en torno a la naturaleza, el mundo natural, la salud y el cuerpo humano. Que la sexualidad también tiene algo que ver con la naturaleza está fuera de toda duda y no solo porque los abejorros y las abejas vuelen de flor en flor. Asimismo, es innegable que hay una conexión entre cómo nos manejamos con la sexualidad y nuestra corporeidad por un lado y con nuestra salud anímica por el otro.

En este apartado el concepto «biofilia» adquiere doble importancia. *Philia* significa «amor», *Bio,* vida, naturaleza. Aquí no se trata solo de entrega y amor para con la naturaleza, sino de la entrega y el amor *en* la naturaleza. Una mujer y un hombre a quienes conocí gracias a una terapeuta familiar, y que luego se prestaron como interlocutores para este libro, me relataron cómo salvaron su vida íntima con la ayuda de la naturaleza.

*Sonja y Jonathan y su escondite secreto en el bosque.*

«El fuego de nuestra relación se había apagado», dijo Sonja sonriente, mientras le hacía un guiño a su marido Jonathan.[73] Sonja tiene veintiocho años y Jonathan treinta y uno, y hace diez años que son pareja. «Tuvimos a nuestros hijos Aurelia y Noah relativamente pronto y ahora tienen cinco y siete años», añadió Jonathan. Cuando nació Noah, el mayor, algo cambió

---

72. *www.aphormismen.de*

73. Nombres cambiados.

para ambos: «De golpe estábamos atados al hogar, ya no podíamos salir de viaje los dos espontáneamente como solíamos hacer antes. Como todos los padres, tuvimos que hacer concesiones, pero teníamos la recompensa del gran don de nuestros hijos». Sonja interrumpió su carrera universitaria que entretanto había vuelto a retomar. Estudiaba literatura y quería ser lectora en una editorial. Al mismo tiempo escribía relatos breves y, de hecho, ya ha publicado algunos en varias antologías junto a otras autoras. Por la tarde, Sonja recoge a los niños del colegio y de la guardería y se dedica por completo a su papel de madre. «La carrera supone una carga bastante considerable, sobre todo cuando además hay que cuidar a los niños, pero no quería dejarla colgada. Por las noches me metía en la cama muerta de cansancio. Y a Jonathan le pasaba igual. Me ayuda como puede con el trabajo de la casa y cocina de vez en cuando. Pero su profesión es muy absorbente. Es director de proyectos en un laboratorio médico y allí las horas extras están a la orden del día.»

«Al final de la jornada casi siempre estamos los dos agotados», dijo Jonathan. Los dos me contaron cómo la rutina se había instalado en sus vidas con el paso del tiempo. Paulatinamente dejaron de ser una pareja para convertirse en un equipo y poder compaginar familia, tareas domésticas, carrera y trabajo. Después Jonathan tuvo que afrontar una difícil decisión profesional que le causó mucha presión.

«Difícilmente encontrábamos tiempo para relajarnos y aclarar nuestras mentes y tampoco nos permitíamos una pausa regularmente para cuidar de nuestra relación. Incluso en algún momento dejamos de frecuentar el restaurante. Cada vez pasábamos menos horas juntos. Nunca faltaron las muestras de cariño al acostarnos, pero casi siempre nos quedábamos dormidos por el cansancio a los pocos minutos. Pero nos faltaba energía para las relaciones íntimas. Nuestra sexualidad estaba dormida, en el estricto sentido de la palabra», según Jonathan.

«A esto se añadió —dijo Sonja— que después de tantos años de relación estábamos tan acostumbrados el uno al otro que ya no nos veíamos nada especial. Es terrible, pero creo que eso les ocurre a muchas parejas. En cierto modo todo se vuelve muy rutinario, conocemos al otro casi de memoria, en el plano físico también.» Johathan: «Sí, creo además que no era solo por el exceso de trabajo y el cansancio. Todo se daba por supuesto y se había instalado en la rutina. Eso mata la pasión. Soy un hombre que necesita nuevos estímulos, algo fuera de lo habitual, descubrir algo completamente nuevo. Sonja me parecía una mujer preciosa aún, pero después de diez años casi tenía la sensación de que ya había *saboreado* su belleza, ¿entiendes? Quizá suene egoísta, pero mi impresión era esa. La amaba y jamás quise buscar otra mujer. Me planteé que debía ser normal que el amor hacia la pareja se desplazara al plano de la unión en detrimento de la pasión. Traté de explicármelo así». «Es cierto que las hormonas bajan —dijo Sonja—, pero cuando a pesar de todo ambos siguen juntos, se puede hablar de amor verdadero, ¿no? En ese caso, no son las hormonas las responsables, sino que cada uno se ha decidido conscientemente por el otro. No me gustaría nunca echar de menos ese plano entre los dos. Y es algo que no tiene nada que ver con el sexo.»

Jonathan: «Exacto, a eso me refiero. Al principio pensé que era normal que disminuyera la pasión y que había que vivir con eso, es decir, que en cierto modo se canjeaba por el vínculo profundo. Pero ahora sabemos que una cosa no excluye la otra».

El estrés del trabajo, de la carrera y de la familia no tenía toda la culpa. «Por entonces nos ayudó mucho una terapeuta familiar, —señaló Sonja—. Nos aconsejó que periódicamente nos fuéramos a la naturaleza los dos, de retiro.» Me quedé pasmado. ¿Así de fácil iba a ser la solución? No pude disimular mi cara de sorpresa. Jonathan reaccionó enseguida y dijo: «Sí, nos aconsejó eso, es cierto. Pero evidentemente se trataba de otras muchas cosas aparte del sexo. Gracias a aquel bosque fuimos capaces de volver a recuperar la pasión en nuestra relación. Estoy muy agradecido a nuestra terapeuta por su consejo».

Le pedí a los dos que contaran en primer lugar cómo habían ido las cosas y luego que hablaran de cómo el bosque les podía ayudar a vivificar su relación en concreto. Sonja empezó con el relato llena de entusiasmo: «Un fin de semana que mi madre se quedó a cuidar a los niños salimos al campo con las bicicletas. Recorrimos caminos de tierra a través de la campiña. Era excitante y, de tanto planearlo, a ambos se nos había contagiado la alegría de estar en la naturaleza. Dejamos las bicicletas en la linde del bosque y nos adentramos a pie. Al principio fue un paseo normal. El bosque está muy apartado y nunca te encuentras a nadie; además hay muchos caminos cubiertos de vegetación. Todo el bosque era un inmenso escondite. Exploramos el terreno hasta llegar a una zona donde la vegetación era muy densa e indómita. Nos quitamos los zapatos y continuamos descalzos. El suelo era muy blando debido al follaje, hasta el punto de que al borde del camino caminábamos sobre alfombras de musgo».

Y de pronto aquello se convirtió en algo más que un simple paseo, señalaron los dos. A través del contacto de los pies descalzos con el suelo, la experiencia corporal había dado paso a lo sensual. «De repente empecé a deleitarme en la belleza de Sonja y me resultaba difícil esperar para tocarla —dijo Jonathan—. Pero no lo hice aún.»

«Aquel bosque tenía un aire idílico, de cuento», ambos coincidían en eso. Jonathan añadió: «Yo nunca ando descalzo, pero aquel día disfruté mucho de la experiencia. Me propuse sentir perfectamente la tierra bajo mis pies, como nos había aconsejado nuestra terapeuta. Y allí estábamos los dos muy quietos, concentrados en nuestros pies descalzos y en el contacto con el suelo. Era muy relajante. Se me olvidaron todos los problemas de la vida diaria. Y en el siguiente recodo, sencillamente continuamos en línea recta en dirección a la espesura».

«No había más que vegetación a nuestro alrededor y por encima de nuestras cabezas —prosiguió Sonja—. Avellanos, jóvenes arces, pequeños pinos, abedules y otros arbustos. Atravesamos toda aquella vegetación y llegamos a un claro donde crecía un haya. Estaba algo torcida y, como se encontraba en la sombra, no se había hecho excesivamente grande, pero fuera como fuese, a nuestros ojos, era majestuosa. El lugar era maravilloso y durante unos minutos nos limitamos a escuchar a los pájaros en las copas de los árboles.»

Allí Sonja se sentía más segura porque nadie podía observarla: «Extendí una manta y nos sentamos debajo del haya. Su copa nos ofrecía una gran privacidad y protección aunque estábamos a cielo abierto. No vacilé en quitarme la camiseta y apoyé mi espalda desnuda en el tronco. Me moví despacio de un lado a otro sintiendo su áspera corteza en mi piel. Era estupendo, casi como un masaje. Disfrutaba del contacto con el árbol. Al principio, Jonathan estaba un poco cohibido».

«Sí —afirmó este—, primero me limité a tocar el árbol tímidamente con las manos sin dejar de mirar a mi alrededor para cerciorarme de que nadie me observaba, lo cual era imposible entre aquella maleza. Tal vez suene raro; pero era nuevo para mí tocar un árbol de aquella forma tan consciente. Nuestra terapeuta nos había aconsejado que buscáramos un árbol y que lo percibiéramos con todos los sentidos. Así que aspiré el olor de su corteza. Fue un placer para mi nariz. El árbol desprendía un aroma a madera y a musgo. Tardé cierto tiempo en quitarme la camisa. Espero que esto no suene a chiste. Pero abracé el árbol y sentí su presencia en cada centímetro de la parte superior de mi cuerpo. Fue una experiencia fuera de lo común. El hielo se había resquebrajado.»

«Me levanté —prosiguió Sonja—, y Jonathan me dejó sitio. Apoyé la espalda en el tronco del árbol y Jonathan se acercó cada vez más y nos enlazó entre sus brazos a mí y al árbol. El tronco no era muy grueso. Fue algo muy intenso sentir el roce del árbol y que él me tocaba al mismo tiempo. La parte delantera de mi cuerpo desnudo era sensible a la piel de Jonathan y a la corteza del árbol a lo largo de mi espalda. Miré hacia la copa y me sentí unida a aquel resistente ser vivo. A través de las verdes hojas veía un poco el cielo. Aflojé todas las resistencias mientras percibía los olores del bosque y los trinos de los pájaros. Aquel día no sucedió nada de especial, salvo que nos acariciamos mutuamente y dejamos que el árbol nos tocara a su vez. Nunca habíamos hecho algo así antes y todavía hoy me pregunto por qué no.»

Sonja y Jonathan me hablaron de una sensación de vínculo con el árbol y con su escondite que mantienen desde entonces. En casa comentaron su experiencia: «Por la noche, cuando estábamos en la cama antes de dormir, nos imaginamos que regresábamos a nuestro árbol. Fantaseamos con la idea de que nos desnudábamos y nos pintábamos el uno al otro, percibíamos el musgo bajo nuestros pies y la corteza en nuestra piel. Estábamos decididos a volver».

El fin de semana siguiente ambos fueron de retiro una vez más a su escondite secreto. «En esta ocasión estábamos completamente desnudos. Sabíamos que nadie podía vernos y que nadie nos molestaría —recordó Sonja—. Nos dimos masajes el uno al otro intentando permanecer en contacto con la naturaleza a través de la piel. De pronto todas nuestras caricias se volvieron mucho más intensas que nunca. El momento en que nos dejamos ir para entregarnos a los impulsos de nuestro cuerpo fue de éxtasis. ¡Nunca había vivido nada igual!»

A Sonja y a Jonathan las experiencias con la naturaleza les sirvieron de ayuda gradualmente para ser más pasionales el uno con el otro. Como ellos decían, no se trataba solo de tener una relación sexual en el bosque ni mucho menos. «A menudo no pasaba nada —según Jonathan—, pero empezamos a ver nuestro cuerpo y a nosotros mismos con otros ojos. Por tanto, la naturaleza nos ayudó a inyectar savia nueva a la vida amorosa que se nos había escapado de las manos. En primavera, verano y otoño volvemos siempre a aquel lugar, que ya es un poco nuestro. Pero el encuentro debe dejar un poso especial, así que no exageramos. Después de todo, ya lo hemos interiorizado de algún modo.»

«En casa a menudo fantaseamos con la idea de que estamos en nuestro escondite —especificó Sonja—. De esa manera introducimos un nuevo matiz de calidad en nuestro dormitorio. Seguro que buscaremos otros lugares que nos resulten inspiradores para variar. Pero no queremos añorar nunca más el contacto corporal y anímico con la naturaleza. Ahora es parte de nuestra relación, se ha convertido en un ritual para nosotros.»

Les pedí a ambos que desglosaran en qué consisten los mecanismos mediante los cuales habían conseguido volver a acceder a su sexualidad.

Sonja: «En la naturaleza nuestros cuerpos adquieren otra sensibilidad; esta se activa por decirlo así y es más sensitiva, porque hay muchas impresiones sensoriales. Así que tenemos la sensación de ser parte de la naturaleza. Además hemos aprendido a mirarnos con otros ojos. Un cuerpo desnudo en la naturaleza, junto a un árbol, es distinto; se mimetiza con la naturaleza. Es estético, me parece extremadamente excitante».

Jonathan: «Empecé a sentir un respeto aún mayor hacia el cuerpo de Sonja. Comprendí que es parte del milagro de la naturaleza. En efecto, un milagro, igual que nuestro árbol allí. Empecé a ver aún más detalles hermosos en ella, la percepción que tenía de las formas de su cuerpo era mucho más intensa en la naturaleza».

«A mí me pasaba igual —corroboró Sonja—. También es verdad que las imperfecciones corporales desaparecen. Vemos nuestro cuerpo y el de nuestra pareja bajo una nueva mirada. He aprendido a valorar la naturalidad, a amar mi cuerpo y el de Jonathan exactamente tal como son.»

Ambos estaban de acuerdo en que, en la naturaleza, se podían permitir y percibir su propia sexualidad sin inhibiciones y sin pensamientos turbadores. Podían liberarse. «No solo estábamos más relajados, sino también rodeados de sexualidad porque toda la naturaleza viene de ahí —prosiguió Sonja—. La sexualidad es algo absolutamente evidente y natural en el bosque. Es una fuerza primigenia que hace posible la vida. En el bosque nos resultaba más fácil conectar con nuestra faceta salvaje, porque allí lo salvaje está omnipresente. Aun cuando algunas personas tal vez nos juzguen mal por ello, nuestros encuentros sexuales en el escondite del bosque no tienen nada de inapropiados, ni de sucios. Todo lo contrario, los vivimos con mucho respeto y dignidad y son más intensos que nunca. Hay que vivir algo así al menos una vez en la vida: es algo edificante, sentir tan cerca a la persona amada; percibir la naturaleza en la piel y luego mirar hacia la imponente copa del árbol mientras tiembla todo el cuerpo. ¡Es sencillamente… maravilloso!» Y Jonathan asintió antes de añadir: «Todo es más intenso, todo».

Me pareció interesante que en relación a sus vivencias Sonja y Jonathan aludieran exactamente a las mismas cualidades del medio natural que son determinantes para nuestra salud física y psíquica. Una vez más se habían activado los mecanismos del *estar fuera*, así como la fascinación, a través de la cual la naturaleza ha enriquecido la vida sexual de ambos. Asimismo, la relajación y las influencias antiestrés han desempeñado un papel nada desdeñable.

## 🌿 Estar fuera

En el ámbito de la sexualidad, como hemos visto, la naturaleza actúa a través del fenómeno de *estar lejos*: supone distancia con respecto a las obligaciones, las tareas domésticas y el trabajo; cortar por cierto tiempo con los pensamientos de la vida cotidiana. Esto lleva a idear un «modo» nuevo en el que dos personas van a encontrarse, así como un ambiente absolutamente nuevo y nuevas impresiones para los sentidos. Este es uno de los aspectos sobre el cual Sonja y Jonathan coincidían cuando mencionaban las innumerables impresiones infrecuentes y novedosas que aportaban a su vida amorosa.

La terapeuta sexual Doris Christinger escribe: «Nuestros sentidos tienen también su importancia. Son el vínculo directo con nuestro cuerpo y con nuestra existencia en la Tierra, por lo que desempeñan asimismo un papel primordial en la liberación de la energía sexual».[74]

Pero en relación con la sexualidad estar fuera significa también alejarse de las influencias de la sociedad y de los ideales de belleza impuestos. Enseguida volveré a tratar este tema. En cualquier caso, estar fuera tiene que ver en cierto modo con renovarse. Con crear un nuevo marco de acción.

## 🌿 Aventura

La naturaleza ofrece aventura. Moverse por lugares apartados del bosque a la búsqueda de un escondite seguro supuso en sí mismo todo un estímulo para Sonja y Jonathan. Tiene algo de primitivo y de aventura buscarse un escondite en el bosque. Como en general no solemos hacer nada parecido, la búsqueda de un escondite en la

---

74. Doris Christinger, *Auf den Schwingen weiblicher Sexualität - Eine Liebesschule für Frauen*, pág. 10, Piper Verlag, Múnich, 2013.

naturaleza ensalza su peculiaridad. Por tanto, no solo es algo emocionante, sino que además añade un matiz nuevo, renovación. En casa y, más concretamente en el dormitorio, la búsqueda de este escondite que ya conocían nuestros antepasados para sus encuentros sexuales es algo superfluo. Tal vez sea la ausencia de este aspecto estimulante lo que al cabo de cierto tiempo mata la pasión en muchas relaciones.

## 🌿 Respeto hacia el cuerpo

La naturaleza es un ejemplo vivo para nuestros ojos de lo que significa la diversidad. Y nos muestra que la diversidad es un bien preciado con su estética particular. En nuestra civilización siempre han imperado cánones culturales muy estrictos, marcados por el espíritu de la época, en relación a lo que debe ser un cuerpo «bello». El cuerpo humano apenas se muestra tal como la naturaleza lo ha hecho. Hasta el vello corporal que es lo más natural del mundo ahora se toma por un defecto. Quien se deje guiar por la publicidad y consciente o inconscientemente se compare con los modelos retocados con el ordenador que se ven en las revistas siempre estará expuesto a la decepción. Cada vez hay más personas insatisfechas con su cuerpo. Los trastornos alimenticios están a la orden del día, así como la dismorfia, caracterizada por el hecho de que los afectados sufren un supuesto defecto corporal que en realidad ni siquiera existe.

Además, en nuestra sociedad, la sexualidad se ve teñida cada vez más por el consumo o se vincula a un logro. Muchas veces no es el encuentro pleno entre dos personas lo que está en primer plano, sino solo el aspecto mecánico, el corporal.

La naturaleza no sabe de ideales de belleza, ni de cuerpos esculturales retocados con Photoshop. No intenta sacar rendimiento de nuestra sexualidad, como hacen los medios de comunicación y la publicidad. En la naturaleza, la sexualidad y la corporeidad son parte del concepto global de vida. Sonja y Jonathan estuvieron muy acertados al decir que habían desarrollado más respeto por su propio cuerpo y por el de su pareja, que se encontraban más estéticos el uno al otro y que los aparentes defectos ya no lo eran. En la naturaleza, la diversidad de contornos y formas constituye un destacado atractivo de la composición general de un paisaje. Y también tiene que ver con *estar fuera*, con tomar distancia de las influencias sociales. Este programa de acción va contra las normas y el estrecho corsé de la industria de la belleza.

Un cuerpo desnudo y vital, rodeado de diversidad de vida, se convierte en algo especial precisamente por su singularidad y su forma individual, en la que la naturaleza expresa su afición por la diversidad. Este punto de vista se vincula también con la renovación, con una nueva manera de entender nuestra percepción estética.

## La dimensión profunda de la sexualidad

Sonja describía hasta qué punto se encontraba rodeada de sexualidad en el bosque, por qué la sexualidad representa una fuerza primigenia de la naturaleza y cómo ha profundizado en su propia sexualidad gracias a eso. También esto es renovación.

Gracias a la atenta observación del medio natural sabemos exactamente qué significa sexualidad. No es ni mucho menos el consumo de un cuerpo, ni tampoco un acto meramente físico. La naturaleza está penetrada por algo que me gustaría llamar, con toda llaneza, una fuerza creadora. Y al decir esto no me refiero a nada religioso, sino al hecho palmario de que en todo el mundo viviente actúa una especie de principio de vida o fuerza vital. Esta afirmación no es acientífica de ningún modo.

Erich Fromm, el gran filósofo y psicoanalista, que fue el primero en acuñar el concepto «biofilia», escribió: «La vida posee una dinámica interior, quiere crecer, ser expresada y vivida».[75]

---

75. Dolores LaChapelle, *Heilige Erde heiliger Sex - Ritual und das wirklich «heilige Land»*, pág.69, Verlag Neue Erde, Saarbrücken, 2011.

En la naturaleza, la voluntad vital de los seres vivos, la pulsión de la vida y estar vivo se percibe en todas partes. A esta propensión me refiero con «fuerza creadora». Una condición inherente a la conservación de la vida es la reproducción de las especies. Sin descendientes, no hay vida. Por eso la pulsión vital abarca también la pulsión por unirse con una pareja sexual. En la naturaleza esto sucede ininterrumpidamente y en todas partes. Los hongos envían gametos que emprenden la búsqueda de otras células sexuales apropiadas para que se fusionen con las suyas. Las plantas ofrecen su polen a los insectos y estos polinizan solícitos a las flores de otras plantas. Los animales se aparean entre sí y se ocupan con absoluta entrega de sus cachorros. En algunas especies de aves, machos y hembras forman parejas de por vida y se guardan fidelidad. Las algas se propagan conforme se dividen sus células; estas plantas forman estolones de los que crecen nuevas plantas que pueden considerarse clones de la planta madre. La naturaleza prolifera y penetra en los lugares más recónditos de la Tierra con la descendencia de la vida y la convierte en heredera del principio vital para luego volver a actuar en ella. Esta fuerza creadora se transmite de generación en generación. No hace falta tener creencias religiosas para reconocer la acción de esta fuerza vital.

Cuando nos sumergimos en este mundo de naturaleza viva del que provenimos, advertimos con relativa rapidez que esa fuerza creadora también actúa sobre nosotros. Anhelamos una pareja, amor, cercanía, contacto físico, y no solo una vez satisfechas las necesidades básicas que nos mantienen con vida. Entender la propia sexualidad como parte de la gran acción creadora de la naturaleza en nosotros mismos y en todos los seres vivos contrasta ampliamente con el modo en que la sociedad se maneja con el sexo. El entorno natural nos ayuda a experimentar en nuestro interior el poder creador, tal como Sonja y Jonathan han descrito tan vívidamente. Esto se debe a que en la naturaleza en cierto modo regresamos a la fuente de nuestras fuerzas sexuales.

A esto se añade que la naturaleza nos ayuda a relajarnos y a eliminar el estrés, en cuanto nos procuramos un lugar donde sentirnos protegidos. En el capítulo anterior hemos abordado ampliamente a través de qué mecanismos sucede esto. Las áreas más arcaicas de nuestro cerebro se activan en modo relajación en un lugar resguardado donde nos sentimos protegidos, donde el cerebro reptiliano y el sistema límbico no detectan ningún peligro. El sosiego y la serenidad son factibles cuando podemos soltar el control. Que la relajación y el alivio del estrés influyen favorablemente en la calidad de la vida sexual debería ser algo evidente.

Para ese nido de amor secreto en la naturaleza también hay alternativas. Los amantes del jardín tienen a su alcance una solución elegante. ¿Por qué dos amantes no iban a construirse, siempre y cuando el jardín sea lo suficientemente grande, un espacio natural para estar con su pareja sin que nadie les moleste para encontrarse y pasar tiempo juntos?

### Un «nido de amor» en el jardín

Si están abiertos a esta posibilidad, construya sencillamente una choza para su «nido de amor». El mero hecho de elegir un lugar apropiado en el jardín y planificar la obra puede ser estimulante y depararles mucha alegría a usted y a su pareja. Instale un lugar para el fuego y, en el caso de que no esté permitido en su zona de vivienda, ponga un receptáculo para encender fuego con seguridad. Erija su choza próxima al fuego, de modo que la luz flameante de las llamas llegue hasta su escondite por la noche. La luz de las llamas en la oscuridad da a la piel una apariencia muy hermosa. Los contornos y las formas del cuerpo resaltan y se acentúan, perfilando sus contrastes. Ese halo misterioso ensalza el gran misterio del cuerpo humano y nos conecta con algo muy primitivo.

Construya su choza de madera, de barro, paja u otros materiales naturales. También puede emplear cañizo. La construcción debería tener forma de iglú o al menos una techumbre inclinada para que la nieve no la derribe en invierno. Ponga plantas trepadoras en los muros exteriores, como rosales trepadores, arbustos de bayas o hiedra. A menos que emplee listones de madera sin fisuras, como por ejemplo, de mimbre, cubra todos los huecos con arcilla y paja. Si desea relajarse verdaderamente, el lugar deberá estar a salvo de las miradas indiscretas.

La entrada de este refugio natural se orientará hacia el punto de fuego, de modo que la luz de las llamas llegue dentro. Asegúrese de que nadie pueda mirar hacia el interior desde la calle o desde las parcelas o casas adyacentes. En caso de que aún se pudiera vislumbrar el interior desde alguna parte, coloque un tupido cercado de bambú o cañizo en el camino que puede embellecer con enredaderas que sean de su agrado. También aquí los rosales trepadores y los arbustos de bayas son una buena opción. Las inclemencias del tiempo no deberían ser un condicionante para su disfrute, por lo que conviene aislar el refugio de la humedad y la lluvia. Recubra el suelo con un plástico impermeable, a continuación ponga una cobertura de paja y encima unas esteras blandas de algodón o unas pieles para crear un ambiente cálido. Será preciso renovar la paja de tanto en tanto.

Una vez que su choza esté perfectamente protegida de las miradas indiscretas y sea bien acogedora, podrá hacer un gozoso uso de ella con su pareja. A partir de ese momento tómese sus respiros ocasionales y puesto que es como una pequeña caverna, no supondrá un problema que esté desnudo. Es un espacio natural privado destinado a relajarse, a darse masajes mutuos, a meditar juntos y para el encuentro sensual. Las llamas del fuego también ayudarán a propiciar un ambiente especial de bienestar. Igualmente, podrá hacer uso de su cabaña en verano para pernoctar al aire libre o pasar la noche entera junto al fuego observando la elegante danza de las llamas con una copa de vino entre las manos.

Si dispone de espacio suficiente, incluso puede montar un tipi o una yurta. Encontrará este tipo de tiendas en establecimientos especializados. En Internet circulan también las instrucciones para su montaje. Las yurtas y tipis de gran amplitud admiten un punto de fuego. En este caso, el techo de la tienda posee una abertura central por donde se desaloja el humo.

Cuando se disponga a abandonar su refugio, al margen de que sea una tienda o un escondite de construcción propia, asegúrese de que el fuego se haya consumido. De no ser así, apáguelo cuidadosamente.

Proyectar un refugio como el que se acaba de describir insuflará un aire nuevo y avivará el fuego de su relación, en el verdadero sentido de la palabra. Ya de por sí un encuentro con todos los sentidos bien despiertos entre dos personas en un ambiente como este representará un gran enriquecimiento para la relación. Ciertamente no se trata únicamente del acto físico de la unión corporal. La sexualidad es más que eso, se presenta en planos muy diferentes y tiene mucho que ver con el encuentro, la confianza y la capacidad de dejarse ir. Nada es más propicio para esto que un lugar especial, en el propio jardín y en la cercanía de la naturaleza, como el que se acaba de describir.

## El «couch verde»

Numerosos científicos de todo el mundo han demostrado que una estancia en la naturaleza aporta mejoras mensurables para problemas psíquicos. La naturaleza actúa de copsicoterapeuta, lo que no es poco. Por un lado, crea un espacio donde la terapia pueda desarrollarse, ya sea en grupo o individualmente y, por el otro, nos brinda su apoyo a través de las numerosas influencias positivas que ejerce sobre nuestra psique, tal como ya hemos visto ampliamente.

El mero hecho de disfrutar con asiduidad de estancias en la naturaleza contribuye a aliviar de forma cuantitativa los síntomas y el malestar derivados de:[76]

- la ansiedad y los trastornos de pánico
- la depresión
- el *burnout* y el estrés crónico
- los estados de confusión
- la fatiga crónica, que son estados de agotamiento grave (también en el marco de enfermedades físicas)
- las crisis de pareja, crisis de enajenación mental
- las crisis laborales y la falta de perspectivas
- los trastornos de adaptación, esto es, cuando alguien entra en una crisis porque es incapaz de adaptarse a una situación que ha cambiado, o después de una experiencia radical o una fatalidad del destino y ya no sabe muy bien qué hacer con su vida. El trastorno de adaptación es muy distinto a la inadaptación social, a una cultura o a las exigencias económicas de la sociedad.

Mientras realizaba mis investigaciones para este libro, tuve una conversación con la joven diseñadora de moda Jasmin, que padecía ataques de pánico y tras una fase aguda había decidido recibir

---

76. Kjell Nilsson y cols., *Forests, trees and human health*, Springer Verlag, Nueva York, 2011, y Qing Li, *Forest Medicine*, Nova Biomedical Verlag, Nueva York, 2013, y Jan Hassink y Majken van Dijk, *Farming for Health - Green-Care Farming across Europe and the United States of America*, Springer Verlag, Dordrecht, 2006.

tratamiento en una clínica psiquiátrica. Del mismo modo que le había sucedido al moderador de televisión Wolfram Pirchner, a quien ya he mencionado, también el efecto Biofilia le ayudó a ella a controlar sus crisis. Posteriormente reflexionaba sobre la cuestión de cómo la naturaleza la había ayudado. Sus explicaciones a este respecto son sorprendentes y corroboran una vez más que constantemente hay mecanismos similares o canales a través de los que la naturaleza cura.

«Cuando llegué a mi habitación en el psiquiátrico era una piltrafa emocional —dijo Jasmin—. Tenía un miedo horroroso y pasaba de un ataque de pánico al siguiente. Después de tres días conseguí cierta estabilidad, hasta el punto que me atreví a salir al exterior. Me dieron permiso para tomarme un día libre. Ya había obtenido ayuda de la naturaleza antes, así que quería dirigirme con el metro a una reserva natural de las cercanías. Pero el metro no llegaba. Y me sobrevino el miedo. La situación en la parada me sobrepasó por completo.»

Jasmin se sintió agobiada por la aglomeración de gente. Y por si fuera poco, el servicio de metro quedó interrumpido por un lapso de tiempo indeterminado a causa de una avería técnica, así que no le quedó más remedio que cubrir dos estaciones a pie.

«Mis pasos me condujeron a través de un parque y el miedo se acentuó. Temí un retroceso con el consiguiente ataque de pánico. Me desvié del camino y anduve por el prado. Era muy consciente de cada una de mis pisadas, intentaba percibir con toda exactitud la tierra blanda y cómo la hierba se hundía ligeramente bajo mis pies. Miré hacia las copas de los árboles tratando de olvidar la vorágine de mi alrededor. Con la vista en ellos me repetía una y otra vez en mi mente: "Soy parte de esta naturaleza, soy una parte de este mundo."

Jasmin se concentró en la belleza de los árboles. Consiguió atravesar el parque y llegar a la estación de metro desde donde este reanudaba su circulación.

«Lo de percibir la tierra y los árboles había funcionado tan bien que hice acopio de valor. Continué hasta la reserva natural sin que me asaltara el pánico. No obstante, el temor a una recaída no desapareció. Caminé seis horas por bosques y prados, a veces descalza para percibir la hierba, el follaje y la tierra y concentrarme en estas impresiones. Me mostré receptiva a la belleza de las plantas que me rodeaban y volví a interiorizar esta frase: soy una parte de esta naturaleza. Cuando di por terminada la excursión, me sentí segura, a salvo, había recuperado mi estabilidad.»

Segura y sin miedo, Jasmin regresó a la clínica con el metro y una vez allí le contó su experiencia a la psiquiatra que se llevó una gran alegría. Aquel día, Jasmin se apropió de una efectiva estrategia para superar los ataques de pánico. Estas estrategias se denominan *skills*, o sea, capacidades. Y desde entonces continuó mejorando. Jasmin salía cada día al jardín de la clínica o paseaba por zonas naturales próximas y al cabo de poco tiempo estuvo en condiciones de salir del hospital. A partir de entonces, cada vez que advierte indicios de un ataque de pánico, busca un parque o un espacio de zona verde, se quita los zapatos y los calcetines y aplica sus *skills* recién adquiridas contra el diablillo que activa el pánico en su cabeza.

«Lo que más me ayuda es sentir la tierra bajo mis pies y percibir ese contacto conscientemente. Eso me permite enraizarme y entonces ya no se hunde el suelo bajo mis pies, literalmente. No por casualidad se dice: estar con los dos pies en el suelo. Eso me ayuda a frenar los ataques de pánico.»

A veces Jasmin era incapaz de percibir el mundo a su alrededor y ni siquiera su propia persona como algo real. Experimentar la naturaleza, el enraizamiento y el contacto con el entorno del mundo viviente también fue de ayuda para contrarrestar ese estado. «Cuando me siento parte de la naturaleza ya no puedo percibirme como algo irreal.»

## Curación espontánea junto a un río

En la consulta de una psicoterapeuta conocí a Johannes[77] mientras se recuperaba de una depresión psíquica que algunos terapeutas denominan *burnout*. Johannes me habló de una experiencia en la naturaleza que describió como curación psíquica espontánea.

Johannes es músico y trabaja de profesor en una escuela de música. Disfrutaba con su trabajo. Pero siempre había soñado con vivir únicamente de la música. Así que, además de su trabajo de profesor, cada día tocaba la guitarra y el piano. Se había creado su propia página web en la que ofrecía sus servicios como músico en vivo. Con respecto a las entradas, el asunto funcionaba más o menos, aunque los bolos eran siempre de escasa importancia. Por unos honorarios muy reducidos, muchas veces de solo cien o ciento cincuenta euros, tocaba en garitos llenos de humo, bares y alguna vez en locales céntricos de moda. Las actuaciones eran por la noche, solían prolongarse hasta muy tarde y, por lo general, al día siguiente tenía que ir a la escuela a dar clase. Trabajaba febrilmente en su carrera de músico, escribía canciones y grababa maquetas. Por fin un productor discográfico mostró interés en editar su álbum. Johannes tuvo que pagar de su bolsillo los gastos del estudio de grabación, pero consiguió un anticipo de la casa discográfica. Sin embargo, a pesar de su empeño y dedicación, el álbum no logró introducirse en el mercado y el productor le exigió la devolución del anticipo. Johannes se había quedado sin blanca y al final su ánimo y sus fuerzas se quebrantaron. Mientras veía desvanecerse el sueño de su vida, empezó a disminuir también su nivel de concentración. Al principio lograba salvar el tipo con mucho esfuerzo ante sus estudiantes; pero, a partir de cierto

---

77. Nombre cambiado.

momento, le resultó imposible. Sus clases perdieron calidad y la directora lo llamó. Después de esto se hundió.

Además de depresiones, los pacientes de *burnout* a menudo padecen un fenómeno que se llama «desrealización». Se trata de una especie de «síndrome de falta de realidad». El cerebro, sobrecargado, activa el modo de emergencia. En nuestro pasado arcaico, las emergencias casi siempre significaban que teníamos que huir ante un peligro y, si no se conseguía huir, lo más seguro es que se acabara despedazado por un depredador. Johannes fue presa de la inquietud. Pero, fundamentalmente, dejó de percibir el mundo como algo real. Si hubiera sido un hombre de la Edad de Piedra, habría tenido sentido lo que su cerebro hacía con él. Porque, cuando uno es despedazado por un animal salvaje, seguro que ayuda percibir lo que ocurre como algo irreal. Johannes no estaba expuesto a ningún peligro semejante, pero aun así veía su existencia amenazada y sus fuerzas psíquicas se volatilizaron. Los síntomas de desrealización adoptaron formas insoportables. «Veía todo como en un sueño, como velado. Cuando caminaba por la ciudad no veía los edificios en tres dimensiones, sino que tenía la sensación de moverme por un escenario ficticio; era como si las fachadas de los edificios no fueran otra cosa que objetos de cartón piedra. Todo era bidimensional», decía. No percibía a las demás personas como si fueran reales, y lo que era aún peor, ni siquiera a sí mismo.

«Pensaba que no existía. Tenía la sensación de ser un robot. Cuando levantaba el brazo me parecía que no lo había hecho yo. Me sentía como una bolsa vacía que va dando vueltas por la vida sin dirección, pensaba que en realidad ni siquiera existía. La desrealización es un estado psíquico terrible.»

El médico le dio la baja por enfermedad y le prescribió psicoterapia a cuenta de la mutua sanitaria. Al cabo de tres semanas su estado no había experimentado mejoría. «Intenté soportar como podía ese estado de falta de realidad sin volverme loco. Se me caía la casa encima y llevaba varios días sin dormir bien, de modo que fui a ver a un viejo amigo que vivía en el campo, en una granja. Necesitaba compañía y necesitaba la naturaleza. La situación solo podía ir a mejor.»

Apenas en su primer día en el campo Johannes se encaminó hacia el río que pasaba por el pueblo. «Caminé siguiendo la corriente, pasé por campos y prados, y finalmente llegué a un pequeño bosque de la ribera e inmediatamente supe que era un buen sitio para quedarse un rato. Aún no era mediodía y le envié a mi amigo un *SMS* con la descripción del lugar al que había ido a parar. Aún había cobertura suficiente para enviar un mensaje. Así me sentí más seguro. Luego desenfundé mi guitarra.»

Johannes se quitó los zapatos y los calcetines y se metió en las frías aguas del río que le cubrían hasta las rodillas. «El fondo era pedregoso aunque no desagradable. Me causaba una grata sensación notar cómo el agua discurría entre mis piernas. Me dirigí hacia un peñasco en medio del río que formaba una pequeña cascada. Me acomodé sobre la piedra y empecé a tocar la guitarra. El murmullo del río me apaciguaba el ánimo y me abismé en la música. Ignoro cuánto tiempo estuve allí sentado tocando.»

Su estado mejoró allí, junto al agua, según sus palabras. Después hasta sumergió todo el cuerpo en el río, volvió caminando a la orilla y se sentó en la arena blanda.

«Aquella ribera arenosa me recordaba el mar. Me concentré en la sensación rugosa que me producían los granos de arena bajo los pies, hundí los dedos en la arena dibujando formas y figuras con ellos. Miré el cielo y observé las nubes. Pasaban las horas y cada vez era más receptivo a nuevas impresiones, así que no me aburría. Me daba cuenta de que no percibía la naturaleza que me rodeaba como algo irreal, como me sucedía con mi entorno habitual en las semanas anteriores. Y entonces ocurrió algo muy llamativo: me tendí de espaldas sin la esperanza de dormir. Hacía días que era incapaz de conciliar el sueño. Noche tras noche luchaba contra la vigilia y, en cuanto echaba una cabezada, me despertaba sobresaltado a los pocos minutos. Eran verdaderas crisis de ansiedad las que no me permitían coger el sueño. Tenía unas profundas ojeras y estaba agotado. Pero ni siquiera así lograba dormir. Allí en la orilla del río, tendido sobre la arena blanda, oía los pájaros. Lo último de lo que me acuerdo fue que pensé en mi amigo. Había pasado horas junto a aquel río y me preguntaba si estaría preocupado. Un instante después yo ya no estaba.»

A la caída de la tarde, Johannes seguía dormido como un tronco en la orilla del río, junto al escenario sonoro del murmullo del agua y el concierto de los pájaros antes del anochecer. En ese momento lo despertaron con suavidad. «Mi amigo se había presentado allí para llevarme a casa. Cuando desperté no me podía creer que hubiera dormido durante horas. Era el sueño más reconfortante y reparador que había tenido nunca. Al levantarme con la ayuda del brazo de mi colega, ya no me sentí débil.»

Johannes esperaba que la desrealización, la sensación de falta de realidad volviera en un momento u otro. Pero eso no sucedió. «Estaba totalmente despierto de nuevo. Volví a sentirme yo mismo. De regreso a la granja, nada me parecía ajeno a la realidad, ni las casas, ni mi amigo ni su familia. Aquella noche dormí como un niño y a la mañana siguiente fue como si hubiera vuelto a nacer. En la mesa del desayuno participé en la vida social, cosa que antes me resultaba casi imposible. Me quedé unos días más en el campo y cada día regresaba al río para profundizar en mi experiencia con la naturaleza; tocaba la guitarra y escuchaba los sonidos. El último día escribí un poema para venerar a la naturaleza de la que había sido huésped. Todavía hoy leo aquel poema siempre que me siento abatido. Eso aviva los recuerdos de aquellos días reparadores y me ayuda a recomponerme de nuevo. Cuando regresé a la ciudad empecé a hacer progresos en la terapia. Y desde entonces no he vuelto a experimentar la sensación de irrealidad. Mis depresiones y la falta de perspectivas empezaron a disminuir poco a poco. Pronto volveré a mi trabajo, pero en el futuro haré algunas cosas de otro modo. Nunca más me pondré bajo presión.»

Le pedí a Johannes que precisara los aspectos del medio natural que, en su opinión, le habían ayudado a curarse de la desrealización. ¿Qué había desencadenado la curación espontánea como lo llamaba él? Así explica Johannes el efecto Biofilia.

🌿 Las numerosas impresiones sensoriales nuevas me distraían. Era capaz de sentir la naturaleza, el agua, las piedras, las plantas. Podía escuchar los pájaros, el viento y el rumor del agua. En retrospectiva, me doy cuenta de que la sensación de irrealidad era un auténtico sostén para mí. Era una reacción a la sobrecarga de exigencias y a una situación laboral y social que según mi percepción era amenazadora. Conforme más me atemorizaba llegar a ese estado, más miedo me entraba. Mi cerebro reaccionaba ante el temor cada vez que en mi interior aumentaba la sensación de irrealidad.
Al orientarme hacia la naturaleza y las impresiones que me cautivaban espontáneamente, conseguí soltar el control y salir de ese círculo vicioso.

🌿 Junto a aquel río me sentía protegido y seguro, por lo que podía relajarme más. Allí todas las impresiones eran tranquilizadoras y no amenazantes. Eso me sirvió de ayuda para que mi cerebro se liberara de un estado dominado por el miedo.

🌿 La naturaleza me ha servido de entorno para volver a hacer cosas que eran importantes para mí: tocar música, dar rienda suelta al pensamiento creativo y escribir un poema. Me ayudó a llenar mi cerebro con otros contenidos.

🌿 Mis problemas sociales y laborales pasaron a un segundo plano porque estaba muy lejos de ellos.

# El efecto Biofilia sin salir de nuestras cuatro paredes

Ya he mencionado que en numerosos estudios científicos se ha podido demostrar que sencillamente ver el campo o una planta de interior puede acelerar la mejoría tras cualquier operación quirúrgica, reducir el estrés, favorecer la relajación o deparar más alegría y evitar la frustración en el puesto de trabajo. Los científicos han descubierto también que las fotografías y los vídeos de parajes agrestes y de los entornos naturales, así como las grabaciones de sonidos de la naturaleza son casi tan beneficiosos para nuestra salud y nuestra psique como la propia naturaleza virgen. Evidentemente, no son equiparables. Ahora bien, si por ejemplo, está enfermo, y debe guardar cama o si, por cualquier otro motivo, no puede salir al aire libre, se recomienda llevarse el efecto Biofilia a casa. Aparte de imágenes, vídeos y grabaciones sonoras, también puede recurrir a su mundo de fantasía, prácticamente ilimitado.

Con la ayuda del entrenamiento autógeno, cuyas pautas orientativas ha leído ya en este libro, puede optar por un viaje de fantasía mientras escucha una banda de sonido con el canto de las aves o música para meditación, o sencillamente con el poder del silencio. A través de la imaginación evoque su lugar predilecto en el bosque o en cualquier lugar deseado en la naturaleza, ya sea real o ficticio. Una vez allí, déjese llevar por los impulsos de su inconsciente. En el espacio natural recreado por su fantasía puede hacer todo cuanto le inspiren las musas. Lo que acontece en la imaginación muchas veces parece de una realidad extraordinaria.

Puede encontrarse con su animal de poder simbólico, por ejemplo. Los animales de poder son criaturas que moran en el mundo de los espíritus o de la naturaleza arcaica y están anclados en el arte de la sanación y en el chamanismo de muchos pueblos y culturas desde hace cientos de miles de años. Las tribus de los nativos norteamericanos se conocen especialmente porque en su cultura los animales de poder están muy presentes y simbolizan determinados aspectos de la naturaleza o de las fuerzas creadoras. Los antepasados pueden manifestarse también a través de los animales de poder. Pero, ante todo, estos encarnan en el individuo las cualidades y fuerzas propias del animal. Asimismo, suelen ser una representación de los temas vitales que ocupan a la persona en ese momento. Son guías a los que es posible pedir consejo en un estado de trance o meditativo. Si estos seres existen solo en la fantasía o no es algo que deciden los espíritus. En cualquier caso, la importancia de los animales no decae en absoluto por tratarse de símbolos de nuestro inconsciente. Pues, ¿de qué otra forma podría acceder a más verdades sobre su propia persona y a más sabiduría sobre su vida que a través del lenguaje de su inconsciente?

 *El encuentro con su animal de poder simbólico*

**Tomar asiento**

Busque en casa un lugar tranquilo donde acomodarse. Ponga música para meditar o disfrute del silencio. Si opta por la música, elija necesariamente una pieza tranquilizadora, contemplativa y ambiental. También son adecuados unos compases sencillos y monótonos de tambor o de una maraca, pero en ningún caso ritmos apremiantes ni dinámicos. Si frente a su ventana los pájaros están dando un concierto, ábrala. El canto de los pájaros es también un buen acompañamiento. Tiéndase de espaldas sobre una esterilla blanda, con las piernas estiradas cómodamente y los brazos sueltos a lo largo del cuerpo. Procure estar en una postura distendida para evitar cualquier tensión muscular. A ser posible no use almohada con el fin de que los hombros y la nuca se relajen aún más. Empezamos.

## Alcanzar el estado meditativo

Cierre los ojos y observe el ritmo de su respiración. Lleve su atención primero a la nariz y perciba cómo el aire entra y sale cada vez que toma aliento. Respire con lentitud; advierta cómo se eleva y se hunde la caja torácica y el abdomen sucesivamente. Permanezca un rato tendido atento a la percepción de su respiración.

Luego repita en sus pensamientos las indicaciones detalladas sobre el entrenamiento autógeno que ya se han especificado en este libro: «Mi brazo derecho se vuelve muy pesado».[78] Repita la frase a intervalos regulares con una voz interior sosegada. «Me pesa el brazo derecho, cada vez me pesa más…» Repita el mismo procedimiento con el brazo izquierdo y con las piernas. Advierta cómo sus brazos y sus piernas reposan pesadamente sobre la esterilla. Si aparecen pensamientos turbadores, imagínese que son nubes y observe cómo pasan flotando y se alejan. Seguimos.

## Comienza el viaje de fantasía

Imagínese una flor. Nada más que una flor. Tómese su tiempo para observar todos los detalles. ¿De qué color es? ¿Qué forma tienen sus pétalos? ¿Despide algún aroma? En caso afirmativo, ¿a qué huele? ¿Qué apariencia tiene el cáliz? Por debajo de este se encuentra el tallo. Sígalo despacio con su tercer ojo. ¿Cuántas hojas tiene? ¿Dónde se enraíza? Solo ahora, cuando ha llegado al suelo con la vista, mire a su alrededor. ¿Cómo es el entorno en el que echa raíces esa flor? Tómese el tiempo necesario para que

---

78. Esta experiencia para la relajación del cuerpo se ha tomado del entrenamiento autógeno del psiquiatra Johannes Heinrich Schultz. Aquí actúa como preparación para el viaje a la fantasía.

el entorno al que ha llegado adquiera forma. Visualice el lugar donde se encuentra. ¿Qué elementos del paisaje ve allí? Paulatinamente el paisaje de su fantasía se desplegará ante su tercer ojo. A cierta distancia verá acercarse un animal. Comprende que ha venido hasta aquí especialmente por usted y que tiene buenas intenciones. Conforme se aproxima, es capaz de distinguir cada vez más detalles. ¿De qué color es? ¿Lleva alguna marca? ¿Cómo se mueve?

El animal está ahora muy cerca y puede verlo con toda exactitud. Dele la bienvenida a su manera.

Hágale saber que se alegra de su presencia. Pregúntele por qué ha venido y por el mensaje que tiene para usted. También puede hacerle una pregunta concreta: «¿Cuáles son mis puntos fuertes?»

Siga los impulsos de su imaginación. Si hay algún tema en concreto que le preocupe en este momento, hable con él al respecto. Interactúe con su animal con toda la espontaneidad de que sea capaz. Puede tocarlo o dejarse tocar por él.

Después de un rato dele las gracias por su presencia y despídase con cualquier gesto espontáneo que se le ocurra en ese instante. Vuelva a dirigir su atención hacia la flor que le ha conducido hasta donde está. Deslice la mirada en sentido ascendente por el tallo, hasta la flor. Inspire profundamente, mueva las manos despacio. Está nuevamente en el aquí y en el ahora; puede permanecer tendido unos minutos antes de desperezarse y levantarse poco a poco.

**Reproducir la vivencia**

A continuación traiga a la memoria los elementos particulares, acontecimientos y símbolos de su encuentro con su animal de poder. Interprete los fenómenos que, a su entender, hayan sido significativos en su viaje de trance. Nadie más que usted será capaz de descifrar el mensaje de su inconsciente codificado en imágenes simbólicas. No se oriente por los manuales que abundan en el mercado, donde se asignan determinados significados generales a las imágenes oníricas y las creadas por la fantasía. La búsqueda de significado es un proceso sumamente individual. En la misma línea, la regla de oro en la psicoterapia imaginativa Katathym establece que solo el cliente está capacitado para desentrañar las imágenes de su interior. Los terapeutas acompañan este proceso, pero se abstienen de hacer interpretaciones. Otra posibilidad consiste en dibujar el animal y su entorno para así retener la experiencia. Con el dibujo interiorizará lo vivido una vez más. Puede hacer una réplica de arcilla de su tótem si así lo desea.

# TU HUERTO — TU SANADOR

De la fuerza sanadora de huertos y jardines

*Los jardineros del paraíso plantan árboles
de ánimo, arbustos de alegría,
frutas de la risa y hortalizas de baile.*

ALFRED SELACHER,
artista y filósofo laico de origen suizo[79]

Cuando se trata de las personas y de su amor por la naturaleza, de biofilia, en suma, es imposible obviar el tema de los huertos y jardines. Estos son parte de nuestro espacio vital inmediato y de nuestro hogar. En el prólogo, Ruediger Dahlke describía su huerto de Bali como su «sala de estar» verde. Podemos utilizar los huertos y jardines como espacios comunitarios y hacer uso de ellos en clínicas y centros de terapia para el restablecimiento de los pacientes. El mundo del jardín en toda su diversidad lleva los efectos curativos de la naturaleza hasta las puertas de nuestra casa para que nos expresemos en ellos de forma creativa. Se adaptan con facilidad a las necesidades anímicas o físicas personales. No en vano nos alimentan y abastecen de forma ecológica de productos alimenticios

---

79. *www.aphorismen.de*

en todas las regiones. Los huertos y jardines son espacios multifuncionales. Constituyen instrumentos terapéuticos y medicinales que podemos utilizar con mucho acierto para respaldar la curación de determinadas enfermedades físicas y trastornos psíquicos; para preservar nuestra salud y prevenir enfermedades; para favorecer que los niños se hagan adultos sin alienarse de la naturaleza, y para aportar a nuestros mayores una vejez con más calidad de vida. En algunas clínicas para pacientes terminales, los enfermos y los ancianos tienen la posibilidad de prepararse para morir dignamente en jardines, rodeados de vida.

### Los jardines hortelanos: una fuente de inspiración, alegría y salud

Cuando escribí este capítulo era pleno invierno. Desde la ventana de mi oficina veía el jardín nevado bajo el cielo azul. La nieve brillaba bajo el sol. Y en todas partes las plantas asomaban sus hojas verdes por debajo del manto nevado. A diferencia de lo que sucede en otros muchos jardines hortelanos, en el mío la estación de la cosecha se prolongó todo el invierno. La temporada de recolecta no tuvo fin porque había plantado numerosas hortalizas de la estación fría resistentes a las heladas. Así, el huerto me abastece todo el año de vitaminas, nutrientes y sabores naturales provenientes de productos recién cogidos. Plantas como la mostaza de la nieve, la col rizada, el apio, el *pak choi*, el *tatsoi*, la *mizuna*, la mostaza *Garnet Giant*, la verdolaga, el romero y muchas otras toleran las temperaturas rigurosas.

Cada día, hacia el mediodía, en mi pausa de escritura, iba al jardín a recolectar jugosas hojas verdes, tallos rebosantes de sabor, raíces tuberosas o hierbas aromáticas del huerto nevado. A veces estaban congeladas, pero no por ello se resentía ni un ápice la vida en su interior. Me di cuenta de que esta tarea ejercía una influencia positiva sobre mi mente. Incluso en los días en los que predominaba una niebla gris, las plantas del huerto me alegraban el ánimo y con ello conseguía disipar cualquier amago de la típica depresión invernal. Asimismo, después de la recolecta volvía a sentirme más motivado para trabajar en este libro, puesto que el contacto con la naturaleza viva me servía a su vez de inspiración para escribir sobre esta materia. Mi capacidad de concentración también se recuperaba, por lo que me resultaba más fácil escribir después de pasar un rato al aire libre. Concebía mi huerto de invierno como un enriquecimiento para mi bienestar y para mi capacidad de rendimiento mental y físico.

Parte de las plantas que crecen con nieve son especies y variedades exóticas procedentes de Asia, pero hay otras con una larga tradición en Europa que, no obstante, casi han caído en el olvido. Mientras hacía la recolección en la nieve, me asaltaban sensaciones verdaderamente primaverales y eso que ni siquiera estaba mediado el mes de enero. Mirar las plantas verdes que resistían los rigores invernales me hacía recordar el soleado día de otoño en que las había plantado. Asimismo surgieron en mi fantasía imágenes que anticipaban la alegría primaveral. Me imaginaba cómo el huerto iba despertándose otra vez a la vida en primavera, cómo brotaba, florecía y reverdecía todo; y más adelante, cómo daba el jardín sus primeros frutos, al igual que mi trabajo en el escritorio, inspirado por el huerto. Esta evocación del fructífero despertar de la primavera junto a las hortalizas invernales rebosantes de vida me levantaba el ánimo. Sentía una profunda veneración por la naturaleza y aquellas plantas que resistían las inclemencias meteorológicas más adversas. Sin duda alguna la naturaleza está equipada con un anticongelante muy efectivo. A veces, cuando había una helada rigurosa, se mustiaban las hojas y el hielo las apresaba bajo su manto de cristal. Pero al día siguiente volvían a enderezarse y a estar crujientes con su verdor característico como si nada hubiera pasado. La vitalidad de aquellas plantas era tal que me la contagiaban solo con mirarlas. Estaba fascinado. Y me hacía sentir bien.

Además, en los días soleados era agradable trabajar en el huerto; absorbía la luz a través de la piel, de manera que mi cuerpo estaba en condiciones de fabricar más serotonina, la hormona del bienestar de la que a menudo carecemos en invierno. La falta de serotonina, propia del invierno, se origina por la relativa ausencia de luz solar que el cuerpo y la mente necesitan y es responsable de lo que se conoce como depresión invernal. Las personas que la padecen reciben tratamientos especiales de luz con lámparas para estimular la producción de serotonina. Los días soleados solía pasar un rato en el huerto para recolectar las hortalizas, por lo que no solo me cargaba de serotonina, sino también de la vitamina D, que me suministraba directamente la naturaleza, pues nuestro cuerpo solo puede producirla cuando la piel está en contacto con la energía solar. En invierno sufrimos una carencia de esta importante vitamina si no recibimos suficiente luz solar; pero la necesitamos para el buen funcionamiento de nuestro sistema inmunitario, para los huesos, los músculos y la piel. En la estación fría, los médicos suelen recetar vitamina D, de suma importancia para las defensas del organismo.

Por tanto, mi dedicación al huerto invernal me concedía algunos de los mecanismos a través de los cuales la naturaleza nos mantiene sanos: la fascinación, el alivio del estrés, la restitución de la capacidad de atención y concentración, así como ciertas dosis de serotonina y vitamina D. Estoy seguro de que inhalaba también sustancias benefactoras que desprendían las plantas invernales y las coníferas del jardín. Como mencionaba al principio de este libro, estas últimas son una fuente de terpenos anticancerígenos. En invierno quizás emiten menos, pero a diferencia de los árboles de hoja caduca, su actividad no se interrumpe por completo. En este capítulo, volveré una vez más sobre el tema.

El escritor etnobotánico Wolf-Dieter Storl relataba en una de nuestras conversaciones experiencias similares. Igualmente, considera que el huerto estimula su creatividad e inspiración de su oficio de escritor. Habla de la «meditación de trabajo» en la que a menudo se enfrasca, y no solo en el huerto, sino también en su mesa, desde la que escudriña el idílico mundo del jardín. Estábamos ante su casa, en la demarcación de Berglage, con un espeso manto de niebla a nuestro alrededor, cuando Wolf-Dieter Storl me condujo a su jardín hortícola. Me contó que mucho tiempo atrás hasta había asistido a un curso de formación para ser horticultor biológico. Durante décadas le había interesado el huerto y el cultivo de alimentos para su propio consumo. Le pregunté cuáles eran, a su modo de ver, las ventajas de tener un huerto propio.

«Tener un huerto propio es algo maravilloso —respondió—, y no solo porque la tierra me proporciona alimento, sino porque aquí retomo mi vínculo con lo primitivo. A menudo me muevo por el huerto descalzo, estoy al sol, hago una actividad física. Como escribo mucho y doy bastantes conferencias, eso me aporta un gran equilibrio. Vivimos con más intensidad el cambio de las estaciones y estamos plenamente inmersos en ese ritmo natural. Es bueno para el alma y se consumen productos de la estación. Hay una abundante variedad. Veo crecer las plantas, nada es estático. En el huerto cualquier persona sabe qué significa *biológico* u *orgánico*: transformación constante, crecimiento, metamorfosis, punto de acumulación y después un nuevo comienzo. La interacción de la tierra con las lombrices, los pequeños insectos, las plantas y las abejas es como una sinfonía. Incorporarse a este ciclo no solo es satisfactorio desde un punto de vista anímico y mental, sino que nutre el cuerpo físico.»

Un agricultor que colabora con el programa muniqués «Kartoffelkombinat» (combinado de patata) describió de modo sorprendentemente parecido las sensaciones que tenía cuando trabajaba en el huerto. El «Kartoffelkombinats» es un proyecto para el abastecimiento doméstico de hortalizas de cultivo ecológico en la ciudad de Múnich y sus alrededores. Los hortelanos cultivan antiguas variedades, cuyas semillas proceden de manos campesinas y no de la industria. Los socios pagan una contribución anual y así financian el proyecto. Entre todos se reparten la cosecha y además distribuyen los pedidos por la ciudad. Este concepto recibe el nombre de «Agricultura solidaria», también conocido como CSA (*Community Supported Agriculture*, agricultura de apoyo a la comunidad). En los sembrados del «Kartoffelkombinats» me encontré con Christian Mackel, con quien estuve conversando entre tomateras muy crecidas en un entorno casi selvático.

«Soy técnico agrario especializado en el cultivo ecológico y llevo en el oficio desde mediados de los años ochenta.» Christian Mackel habló de su pasión personal por la horticultura y de su profesión.

«Hace más de veinticinco años que pienso en la importancia de la actividad en el huerto para la salud física y psíquica. Siento que mi trabajo es saludable para mi cuerpo y para mi alma. Hoy, por ejemplo, aquí he recogido tomates.»

Metió las manos entre las tupidas matas y extrajo un tomate rojo y brillante. Pasó los dedos por su piel, caliente por el sol. «A mí el mero hecho de ver un fruto maduro me da gozo —dijo—. Desde mi punto de vista, es una maravilla poder trabajar con las plantas. Es intuitivo. Uno mueve todo el cuerpo y el trabajo no es uniforme. Sería muy distinto si tuviera que trabajar en la producción industrial de hortalizas, pero no es el caso. Aquí el trabajo es variado y hago uso de toda la musculatura cada día. Unas veces me estiro para llegar a los extremos de las plantas y otras me agacho cuando los frutos maduros cuelgan de las matas o tengo que estar de pie ante la planta para realizar los cuidados que necesita.

La tomatera desprende un aroma exquisito. Cuando termina la jornada me invade una especie de agradable agotamiento en absoluto negativo».

Christian Mackel también tiene experiencia como horticultor en el ámbito pedagógico. «He trabajado muchos años con personas discapacitadas y he visto que el trabajo en el huerto era muy beneficioso para ellas, tanto en el plano físico como mental. Estoy convencido de que la horticultura tiene el potencial de hacernos felices. Tener un huerto propio nos procura bienestar a nosotros, las personas.»

Después, Christian Mackel describió algo que Wolf-Dieter Storl casi había dicho con las mismas palabras: «En mi trabajo de horticultor vivo la relación con la naturaleza de dos formas diferentes. Por un lado, porque estoy en medio de la naturaleza, sencillamente y, por tanto, expuesto a las inclemencias del tiempo. Y, por el otro, porque soy sensible a cada momento del día y receptivo al paso de las estaciones. Como horticultor soy parte de ese ciclo. Es importante desarrollar sensibilidad hacia la tierra, hacia las plantas. Sé por intuición o tocando con la mano lo que el suelo necesita, cuándo hay que regar y cómo está la planta. La horticultura es una hermosa actividad».

Muchas personas viven año tras año lo que Christian Mackel y Wolf-Dieter Storl han descrito. Tener un huerto propio no solo da trabajo. También aporta alegría y salud a la vida. Si tiene un trozo de tierra, es libre de decidir qué frutales y arbustos de bayas o qué semillas de hortalizas y de hierbas aromáticas plantará. Puede utilizar variedades antiguas y raras, recolectar simientes para el año siguiente y observar cómo vuelve a germinar la vida y nacen nuevas generaciones de plantas.

## Carrera o huerto: la experiencia de una mujer
## que ha dado un giro a su vida

Cuando me hallaba a la búsqueda de personas que relataran sus experiencias con el huerto para este libro, me topé junto a Wolf-Dieter Storl y Christian Mackel con Felicia Ruperti, que vive en el oeste del País de Gales, en Gran Bretaña. Felicia es una investigadora británica de primates, y después de finalizar su formación universitaria pasó mucho tiempo viajando. Participó como científica en proyectos de investigación en África, observó a los chimpancés y a los gorilas, y prometía labrarse una carrera en la tradición de Jane Goodall, la famosa investigadora sobre el comportamiento en primates. Sin embargo, no tomó ese camino que previsiblemente le habría dado mucho dinero y fama también. La voz de su biofilia y el amor hacia la naturaleza la llamó a emprender otra vida, practicando el autoabastecimiento alimentario en un lugar idílico, próximo a la costa, en una vieja granja de piedra situada en el parque nacional galés de Pembrokeshire. Junto a otras personas, allí se dedica a las labores del campo en un gran huerto del que se abastece en buena medida. Cada vez necesita comprar menos productos alimenticios. Felicia Ruperti ha sustituido su carrera por un huerto y una vida cerca de la naturaleza. Mientras paseábamos por uno de los bosques de robles más antiguos de Gales, me habló sobre su vida en el huerto de autoabastecimiento. Los viejos robles nudosos extendían sus ramas cubiertas de musgo sobre nuestras cabezas, y los elfos y los enanos parecían observarnos a través de los helechos.

«Hace dos años que vivo retirada aquí en el campo. Disfruto cultivando mis propios alimentos y también abasteciendo de forraje a nuestras cabras de leche. La vida en el campo me colma con una buena cantidad de trabajo significativo», me decía Felicia con entusiasmo. Antes era investigadora de primates. Estudiaba a los monos. Después decidí dejarlo porque ese trabajo requería un estilo de vida que ya no encajaba conmigo. Estaba fuera muy a menudo y viajaba en avión, que es uno de los mayores emisores de gases nocivos para el clima».

Llegamos a un claro y miré al cielo, que aquel día estaba casi despejado de nubes. No se veía ni una sola estela de condensación por ninguna parte; en los días anteriores ya había reparado en ello. Felicia había elegido vivir del autoabastecimiento en un lugar donde ni siquiera había aviones en el cielo porque apenas hay rutas aéreas que sobrevuelen el parque nacional de Pembrokeshire. Así que volar era algo que había borrado por completo de su vida.

«Durante mis viajes de investigación me alimentaba de conservas en lata de las que luego debíamos desprendernos en el bosque tropical —recuerda Felicia—. No me parecía ético. Allí la gente cultivaba en todas partes los productos del campo y se abastecía con ellos sin dejar una huella ecológica demasiado grande.» Felicia consideraba sencillamente inapropiado que un proveedor industrial abasteciera al equipo con el que viajaba. «Para no perdernos en la selva cuando buscábamos comunidades de monos, teníamos que recurrir a guías de ruta en nuestras expediciones. Era gente de los pueblos con un modo de vida relativamente independiente. Se habían alimentado únicamente de lo que les daba el suelo, hasta que llegamos. Fui consciente de que la civilización occidental, de la que yo misma provenía, ocasionaba los problemas ecológicos de aquella tierra, solo porque había gente que iba a estudiar los monos de esos países. Así que decidí regresar a *mi* civilización y llevar una vida como la de antes. Quería demostrar que las cosas pueden hacerse de otra manera.»

Estudiar la conducta de los monos hasta en el más mínimo detalle en esas circunstancias no le parecía a Felicia Ruperti que tuviera mucho sentido, según me contó. Hoy ya no consume conservas en lata. Prefería aprender de la gente de los pueblos africanos y de su sencillo estilo de vida en lugar de enrolarlos para que trabajasen de guías de ruta y porteadores.

Felicia: «Muchos parten del malentendido de que la vida sencilla en el campo es para personas poco inteligentes que no han logrado hacer una carrera. Pero precisamente en la agricultura regional y a pequeña escala se requieren no pocos conocimientos para tener una buena cosecha o para obtener buenas semillas. Es más, cultivar nuevas variedades de hortalizas que sean apropiadas es toda una ciencia. El autoabastecimiento tiene muchos aspectos fascinantes que me obligan a usar la cabeza. En nuestro huerto no hay un solo momento de aburrimiento».

Antes de trasladarse al campo, los dos años anteriores a nuestra conversación, Felicia solo conocía la vida urbana. «Yo pensaba que el invierno era muy deprimente en Gran Bretaña. Ahora es diferente, porque en el campo todo el año hay algo que hacer. En invierno también es preciso realizar tareas importantes como cortar la leña, procesar la cosecha, cuidar de las hortalizas invernales o de los arbustos para el año siguiente, que además necesitan mucho compost en esta estación. Aquí, en el clima templado de la costa, crecen y maduran las bayas en invierno. Y todo en general hace que mi vida sea mucho más sana. Ya no estoy tan pálida como estaba antes, cuando vivía en la ciudad. Mi mal humor invernal ha desaparecido. Antes lo sufría a menudo y siempre que podía intentaba escaparme al trópico, junto a mis monos, para dejar atrás el invierno.»

Felicia mencionó un factor relevante desde su propia experiencia y que también tiene sentido según una perspectiva científica: «Creo que vivir cerca de la naturaleza y en armonía con el campo es propio del comportamiento genuinamente natural del ser humano. Siempre lo hemos hecho, a lo largo de toda nuestra evolución. Recolectábamos productos del campo, luego los plantábamos y pasábamos cierto tiempo en comunidad para cocinar, comer, o contar historias junto al fuego».

Podemos volver a introducir todos estos aspectos de la vida humana primitiva en la vida moderna gracias a un huerto. Felicia formuló con gran acierto por qué el efecto Biofilia del huerto es equiparable al de la naturaleza agreste. Porque son concomitantes con nuestra historia evolutiva.

Dado que Felicia trabaja en el huerto de autoabastecimiento con otras personas, el factor colectivo tiene su importancia. «En nuestra comunidad cada uno pasa mucho tiempo consigo mismo y con sus cosas, pero también hay momentos para la vida en común; nos planteamos juntos el modo de gestionar los huertos, qué plantas cultivamos y cómo conjugamos esta manera de vivir con la naturaleza. Es una experiencia muy hermosa, puesto que en esta sociedad puede ser muy difícil llevar una vida sencilla vinculada a la naturaleza. Es más enriquecedor cuando se hace con los demás.»

Un huerto es para todo tipo de personas, ya sea hombre o mujer, joven o viejo. La especie humana mantiene hace miles de años una relación muy especial con las plantas del huerto. Esto, a su vez, ha favorecido que las personas hayan sido capaces de concebir culturas tan complejas y las sociedades modernas. Las plantas del huerto constituyen una piedra angular de la evolución humana, así como el principal acicate de nuestra vertiginosa evolución tribal.

# El ser humano y las plantas del huerto:
## una relación milenaria

*Las personas y las plantas conviven en una estrecha
relación desde tiempos inmemoriales. Por eso es lógico
utilizar como remedio terapéutico las plantas
en relación con las personas.*

RENATA SCHNEITER-ULMANN, bióloga y profesora de terapia
de jardín en la Escuela Superior de
Ciencias Aplicadas en Zúrich, Suiza[80]

Hace más de diez mil años los seres humanos trazaron campos y bancales. Todas las plantas del huerto que hoy conocemos provienen de las plantas silvestres que recolectaban nuestros antepasados. Una parte de las semillas no las consumían, sino que las guardaban para volver a sembrarlas. Era una forma de influir sobre la evolución de las plantas, modificándolas, en la medida en que siempre se reservaban para la reproducción las de mejor sabor, las que daban frutos de mayor tamaño, las que eran resistentes a los parásitos o las que crecían extraordinariamente vigorosas. Esta evolución se da también en el huerto, donde el ser humano decide sobre algunos criterios de selección. Así surgieron, durante miles de años, miles de plantas de cultivo que sin su intervención hoy no existirían.

El maíz, por ejemplo, es originario de una gramínea de América Central, concretamente de la teosinte. Forma cientos de espigas minúsculas que solo poseen dos hileras de granos y cada hilera está provista de cinco a doce granos. En comparación con la gigantesca mazorca de maíz, de varias hileras, es bastante fina. Pero, en cualquier caso, su cultivo permitió que el maíz se convirtiera en el

---

80. Renata Schneiter-Ulmann (Ed.), *Lehrbuch Gartentherapie*, texto en la solapa del libro, Verlag Hans Huber, Berna, 2010.

cereal apto para el consumo que es hoy. Bajo la mano del hombre el maíz ha sufrido una gigantesca evolución que los biólogos explican gracias a diversas mutaciones espontáneas. Estas mutaciones habrían conducido irremisiblemente a la extinción del maíz en estado silvestre, puesto que las enormes mazorcas son demasiado grandes y pesadas para que el viento pueda arrastrarlas. Y menos aún las semillas del maíz actual, imbricadas en la mazorca, por lo que no germinarían en tierra si alguien no se molestara en desprender y sembrar los granos. Esta tarea la realizaban nuestros antepasados y la siguen realizando los agricultores que se dedican al maíz. Por tanto, el maíz se ha especializado y es apropiado para el hábitat de campos y huertos. Sin la intervención del ser humano desparecería muy pronto de este planeta. Y a cambio nos alimenta. Es una simbiosis.

La tomatera procede de una variedad silvestre provista de diminutas bayas amarillentas. Las calabazas actuales se remontan a sus antepasados silvestres oriundos de Sudamérica, Asia del Sur y África. Las manzanas y las peras, por ejemplo, poseen genes de árboles silvestres europeos y de Asia Central. El cultivo de las plantas es una de las artes gremiales más antiguas de la humanidad. De hecho, nuestras hortalizas tienen tras de sí una evolución de más de mil años en contacto con el ser humano. Esto significa no solo que las plantas han sufrido alteraciones por causa de la mano del hombre, sino que, a su vez, las culturas también se han desarrollado bajo la fuerte influencia de las plantas agrícolas y de jardín. En consecuencia, desde una perspectiva cultural y de la evolución, estamos más conectados con las plantas de jardín y huerto que con las plantas silvestres.

Así pues, un imponente segmento de la historia de la naturaleza y de la cultura une a los seres humanos con las plantas de cultivo. Además simbolizan el principio de vida como tal. Recubren, crecen entreveradas y trepan por todo el planeta. En todas partes expresan su pulsión interna de vida y hacen uso de todas las estrategias y simbiosis de que disponen para poblar incluso los hábitats más hostiles. Encontramos plantas en el hielo, en la nieve y en las profundidades oceánicas, aunque a menudo sean algas y organismos unicelulares. ¡La Tierra es el planeta de las plantas!

Convierten nuestros huertos en escenarios de una diversidad de vida multicolor cuya belleza nos deja sin respiración. Cualquier niño reconoce intuitivamente que una planta es un ser vivo y que es diferente de un ladrillo o de otros objetos. Reconocemos en las plantas a otros seres vivos coetáneos que se acomodan con nosotros en el arca de la vida. Tanto en nuestro interior como en el suyo propio actúa una fuerza vital que pugna por expresarse, la «energía verde», como escribió Hildegard von Bingen. Por eso, involuntariamente nos solidarizamos con las plantas, las disfrutamos, las ayudamos a crecer y a prosperar para luego verlas en su esplendor y por último recoger sus sabrosos frutos. Las plantas también nos fascinan porque la mayoría son algo así como «seres de luz». Al contrario que los seres humanos, los animales y los hongos, tienen la capacidad de elaborar nutrientes a partir de la luz solar, siempre que dispongan de agua y dióxido de carbono. El sol influye poderosamente en su apariencia y en cómo se modela su crecimiento. Se estiran y se extienden en su busca; durante el día sus hojas se giran según la posición del sol y florecen con su luz. Las plantas retienen la luz solar. A partir de esta no solo elaboran nutrientes, sino que además almacenan su energía en forma de sustancias de reserva en sus frutos, semillas y raíces. Así pues, cuando comemos un tomate, una patata, una zanahoria, una manzana, cereales o frutos secos, estamos ingiriendo energía solar que se almacenará en nuestro cuerpo. Las plantas son básicas en la alimentación; sin ellas no hay vida.

Como somos de actividad diurna y anhelamos el sol, en esa esencia luminosa de las plantas hay un estímulo muy especial que reconforta el alma.

Pero nuestras compañeras verdes no son solo seres de luz, sino también sensitivos, de manera que podemos percibirlas con los cinco sentidos:

## 🌿 Ver las plantas del huerto

Percibimos con nuestros ojos el rico colorido del jardín, los colores luminosos y el verde intenso de las hojas. Vemos formas vegetales de todas clases, desde troncos nudosos hasta pétalos de líneas tan sutiles que parecen de diseño artístico, pasando por cáscaras rugosas, copas ramificadas y granos redondos. Reconocemos simetrías e indomables formas asimétricas, simples o compuestas, como en una apretada rosa doble rojo sangre, con sus numerosas hileras de pétalos. En el mundo de las plantas algunas formas se repiten constantemente y otras, en cambio, son ejemplares únicos.

A propósito de estética: piense en la embriagadora belleza de una trompeta de ángel, del lilo, de un albaricoquero en flor o de la idílica flor púrpura de la berenjena. Un jardín es un regalo para la vista.

## 🌿 Oler las plantas del jardín

Las fragancias del reino vegetal son como una caricia para nuestra nariz. Los tomates desprenden un olor entre dulce y acidulado tan sugerente que enseguida se nos hace la boca agua. Su antiguo nombre de «fruto del paraíso» le va perfectamente. Aún hoy, los austriacos los llaman *Paradeiser* y los húngaros *paradicsom*.

Las flores más dispares miman nuestro sentido del olfato con incontables fragancias y notas aromáticas. ¿Sabía que el embriagador olor esencialmente dulzón de la rosa tiene algo que ver con nuestro propio pasado? Cualquier ser humano reconoce el olor del indol, característico de la rosa, desde el seno materno. En ese momento provenía de las sustancias de desecho y degradación existentes en el líquido amniótico que favorece la aparición del indol. Después, esta sustancia entraba en contacto con nuestros sentidos a través de la mucosa nasal y bucal.[81] Cuando su composición es de elevada pureza, el indol no huele a rosa sino a fruta pasada. Solo se da en combinación con otras muchas sustancias del cóctel aromático característico de esta flor. Reconocemos las notas aromáticas del indol gracias, desde luego, a nuestro pasado prenatal inconsciente. Aunque suene raro, la rosa despierta, efectivamente, recuerdos preconscientes de nuestra etapa en el seno materno. De ahí que asociemos esta flor con sentimientos de calidez y seguridad, amor y ser alimentados.

Los jardines nos ofrecen otra experiencia con el olor muy conocida: a saber, la del verde. El verde es el único color que en el lenguaje usual de muchas personas se identifica con un olor.[82] «Huele a verde», se dice para describir la fragancia de la hierba recién cortada o de las hojas trituradas. Los responsables del «olor verde» son algunos hidrocarburos específicos que se encuentran en las partes verdes de las plantas. Un prado después de la siega y la hierba recién cortada desprenden un olor muy agradable y nos inspiran asociaciones con la naturaleza.

Coger una hoja aromática con la mano o llevarse a la nariz una flor fragante para disfrutar de su olor puede ser un ejercicio motivador para aquellas personas que, tras un accidente o un ataque cardiaco, aprenden a recuperar el control de su cuerpo o cómo regenerar sus sentidos en una terapia de jardín. Es un entrenamiento de las habilidades motoras y sensoriales.

81. Renata Schneiter-Ulmann, *Lehrbuch Gartentherapie*, pág. 49, Hans Huber Verlag, Bera, 2010.

82. Günther Ohloff, *Düfte - Signale der Gefühlswelt*, pág. 71, Helvetica Chimica Acta Verlag, Zúrich, 2004.

También percibimos el luminoso y sensitivo mundo vegetal con el sentido del gusto. Tubérculos como las patatas, la remolacha roja o las zanahorias no solo se desentierran, sino que además tienen un gusto «terroso». Las margaritas, las flores de la calabaza y las del calabacín nos invitan a disfrutar de una experiencia floral ligeramente dulce a través del gusto. Los tomates rojo intenso o amarillo oro poseen un sabor «a sol» irresistible. Morder un tomate de intenso sabor agridulce madurado al sol y recién cogido es toda una experiencia.

Precisamente el huerto, con todas sus hortalizas comestibles, nos brinda una amplia variedad de gustos muy dispares, a los que estamos condicionados desde hace diez mil años, cuando nuestros antepasados empezaron a dedicarse al laboreo y a trazar los huertos.

## 🌿 Ser receptivos a las plantas

Podemos palpar las plantas del jardín, apreciar la superficie de unas hojas ligeramente peludas al entrar en contacto con los nervios cutáneos; podemos percibir también envolturas quebradizas, cortezas o raíces lisas o rugosas, distinguir frutos espinosos, las suaves aristas en las gramíneas, el musgo blando, la piel henchida y lisa de una fruta o los pinchos y las espinas.

Los ejercicios orientados a la percepción de las plantas son muy significativos en la terapia de jardín. Las personas con problemas de ceguera ejercitan el sentido del tacto, tan importante para ellas, con numerosas texturas con objeto de refinarlo. Los pacientes palpan y tantean el mundo en todos sus matices para así establecer contacto con él. Ejercitan su cuerpo y su sentido táctil, y con ello también sus terminaciones nerviosas, su cerebro y sus interconexiones neuronales.

Imagínese a alguien que, tras un accidente y una delicada operación en las fibras y el tejido nervioso, empieza a recuperar sensibilidad en las manos y en los pies. Las innumerables texturas de las plantas, desde suaves y flexibles hasta duras y ásperas, ofrecen un amplio abanico de posibilidades para explorar, sentir y volver a descubrir el mundo sensible. Imagínese el momento de alegría de un paciente que, tras un ataque cardiaco, vuelve a notar el cosquilleo de una hoja de lilo en la piel que poco a poco recupera sensibilidad.

## 🌿 Oír a las plantas

No podemos oír a las plantas directamente. Son unos personajes callados. Su lenguaje se transmite sin sonido y requiere palabras químicas. Los chasquidos que emiten con sus raíces por debajo del suelo no son perceptibles para nuestros oídos. En cambio, nada nos impide oír los sonidos del huerto como una unidad poblada por nuestras amigas verdes. Percibimos con los oídos el viento que susurra a través de un dosel de hojas o que acaricia la planta de una calabaza en flor. Los pájaros nos dan un concierto en las copas de los árboles. La lluvia golpea las hojas. Sin lugar a dudas, el oído se considera una experiencia global del «jardín». Pero la alegría que depara el jardín no será menos para quienes no pueden oír. Los jardines ofrecen tantos alicientes para los sentidos que hasta las personas con discapacidad auditiva pueden percibir y experimentar estímulos suficientes. También puede decirse lo propio respecto a la pérdida de otros órganos sensoriales, ya que precisamente en esta cualidad del jardín radica su uso terapéutico: a nadie se le queda corto, la naturaleza siempre ofrece algo a todos.

## 🌿 Entender las plantas como un símbolo

Cuando los jardines hortícolas cobran vida gracias a las plantas que los habitan, podemos descubrir dentro de sus límites las mismas fuerzas simbólicas que están presentes en la naturaleza salvaje. La bióloga y profesora universitaria Renata Schneiter-Ulmann escribe en su manual sobre la terapia de jardín acerca de este carácter simbólico:

«El verde está asociado a la vida, a la esperanza y a la juventud. Tras un largo invierno, los primeros mensajeros de la primavera, como las hepáticas y las campanillas de invierno, no solo anuncian un hermoso periodo de vegetación, sino también la esperanza de una fase vital saludable. El verde «primavera» simboliza un renacer, una orientación positiva hacia el futuro, y representa crecimiento y desarrollo. En sentido figurado puede relacionarse también con ciertas situaciones vitales de los pacientes o clientes, como puede ser un nuevo comienzo y florecimiento, por ejemplo.»[83]

## Hospedar y cuidar las plantas

Los médicos y los terapeutas que ofrecen a sus pacientes y clientes la terapia de jardín a menudo señalan que una de las cualidades más valiosas de las plantas es que uno debe hacerse responsable de ellas. Las hospedamos y las cuidamos. En primavera enterramos las semillas en el suelo o en tiestos llenos de tierra. Y más adelante trasplantaremos los plantones. No es solo un procedimiento formal, sino que también es cuidar. Al esmerarnos en buscar un buen sitio para nuestro retoño verde le estamos ofreciendo unas buenas condiciones para su crecimiento y, por tanto, también un camino en la vida. Le facilitamos el punto de partida cuando lo plantamos suficientemente profundo, pero no demasiado hondo. De esta manera, desarrollamos un sensor con respecto a aquello que es beneficioso para otro ser vivo. Nos compenetramos con ellas. Apretamos la tierra con cuidado y una vez que la planta se sostiene

---

83. Renata Schneiter-Ulmann, *Lehrbuch Gartentherapie*, pág. 48, Hans Huber Verlag, Berna, 2010.

satisfactoriamente en el suelo, recibe agua en abundancia para que arraigue en su nuevo hábitat.

A esto seguirá, durante semanas y meses, el hospedaje y determinados cuidados como escardar, fertilizar, regar. Algunas plantas requieren sujeción o necesitan otras atenciones especiales. Por ejemplo, si despampanamos los tomates, es decir, si retiramos los brotes laterales jóvenes, dejando solo uno o dos principales, estos cada vez se harán más largos. Tenemos una responsabilidad sobre los seres vivos durante todo el año. Es una actividad dotada de sentido.

Las tareas que asumimos son importantes para la conservación de la vida. Sin nosotros, no existiría ni el huerto ni sus plantas. Y en el momento en que abandonamos esta actividad, las plantas se mueren porque dependen de las personas. En cierto modo es como ocuparse de un animal doméstico. Hospedar y atender a las plantas y huertos, así como cuidar de un animal doméstico son tareas muy terapéuticas. Se practica la interacción social y se entrenan valores como la responsabilidad, el reconocimiento de las necesidades de otros seres vivos y, sobre todo, la respuesta para satisfacerlas. El papel del jardinero consciente de su responsabilidad contribuye a desarrollar la autoestima y es una actividad que da sentido a la vida. En la estación de la cosecha, las plantas del huerto nos recompensan con los frutos de nuestro trabajo y nuestra dedicación.

Este plano de interacción entre las personas y las plantas de jardín es muy significativo, fundamentalmente en la psicoterapia.

# El jardín: espacio vital y zona de juegos para los niños

*Los mejores espacios para jugar son los que los seres humanos han preferido desde siempre, desde que se subían a los árboles siendo primates: lugares con escondites seguros para poder observar a los demás, sitios para trepar, cosas sencillas y naturales como piedras, bastones, tierra y barro.*

Dolores LaChapelle, esquiadora estadounidense y líder de la ecología profunda (1926-2007)[84]

Cuando fui padre, no veía el momento de poder llevar a mi hijo al huerto, cosa que hice relativamente pronto, a las pocas semanas de su nacimiento. Ignoro hasta qué punto podía percibir el color verde de los árboles y las flores blancas del saúco, considerando que era todavía un recién nacido. Pero, cuando apenas tenía dos meses a lo sumo, me di cuenta de que los troncos y las copas de los árboles le llamaban la atención y le aportaban una gran tranquilidad.

Para un bebé, la copa de un árbol es como un móvil. Cuando el viento susurra a través de las hojas, en todas partes se mueve algo. Se distinguen colores. Cada vez que pasábamos junto a un árbol, Jonas dirigía la vista ensimismado hacia la parte alta del tronco y su mirada se perdía en el dosel de hojas. Los primeros objetos que intentó coger fueron la corteza de un viejo albaricoquero y una manzana aún verde del huerto. Me doy perfecta cuenta de que la naturaleza le provoca impresiones sensoriales mucho más intensas que cualquier objeto de la casa. Ni siquiera el más alegre sonajero conseguía despertar la visible fascinación que le causaba un árbol o un arbusto que se podía mirar y tocar. La natu-

---

84. Dolores LaChapelle, *Heilige Erde heiliger Sex - Ritual und das wirklich »heilige Land«*, págs. 105-106, Verlag Neue Erde, Saarbrücken, 2011.

raleza causa una fascinación especial incluso sobre los recién nacidos y los niños pequeños. Tal como suponía Edward O. Wilson, el biólogo evolucionista y profesor de Harvard, la biofilia debe ser algo innato.

En las clínicas infantiles, los médicos y los terapeutas han tenido experiencias satisfactorias con niños de todas las edades haciendo uso del jardín como recurso curativo. Las experiencias con la naturaleza les ayuda a distraerse con más facilidad de los dolores y del estrés psicológico que causa una estancia hospitalaria. El entorno verde despierta su fantasía. Los terapeutas de jardín inventan junto a los niños cuentos e historias que giran en torno a los seres ficticios que siempre han vivido en los espacios verdes: enanos y elfos, gnomos, hadas, árboles parlantes y quizás hasta brujas. Un niño de cinco años del vecindario al que los médicos ya habían intervenido del corazón varias veces, me hizo partícipe de su creatividad en el jardín de sus padres. Me contó la historia de uno de los enanos del jardín a quien también le habían operado en numerosas ocasiones. El enano siempre regresaba al jardín. El pequeño me describió con todo detalle su supuesta morada, donde también había una cama para enfermos. El enano del relato tenía dolores a cada rato, pero los soportaba con valentía y coraje.

A comienzos de los años ochenta, siendo todavía un niño, me sometieron a una operación rutinaria, pero hubo complicaciones. Y de repente lo que tenía que ser un procedimiento de rutina, se convirtió en una hospitalización de tres semanas con varias intervenciones, dolores y para colmo sin los padres, cuyas visitas solo podía recibir durante el día, dado que por entonces las normas de las clínicas infantiles eran crueles y noche tras noche me sentía en la más absoluta soledad. Aún hoy recuerdo cómo me derrumbaba cuando mis padres se iban a última hora y yo no tenía más remedio que quedarme allí. Fue una vivencia traumática. Aun ahora, cuando entro en un centro hospitalario me sobresaltan a veces aquellos recuerdos dolorosos. Después de mi estancia en el hospital, cuando ya empezaba a recuperarme «abrí una clínica veterinaria» en el huerto de mi madre. Allí realizaba operaciones con mascarilla quirúrgica y escalpelo de plástico, especialmente a los caracoles y los escarabajos que encontraba, aunque también a zorros y corzos imaginarios. Ningún animal salía perjudicado, ya que salvo contadas excepciones todo se desarrollaba en mi fantasía. No obstante, mi clínica para animales en el huerto me ayudó a elaborar las peores impresiones de la operación y los dolores que por entonces calaron en mi alma de niño.

La naturaleza y los jardines dan alas a la imaginación infantil y curan sus heridas emocionales. Sirven de ayuda para reelaborar las vivencias traumáticas. De los enanos del huerto, los animales, las plantas, los seres imaginarios del bosque y del jardín, los niños reciben en su fantasía solidaridad, en la medida en que esos seres tienen experiencias similares a las suyas propias. Obtienen apoyo porque esos seres les dan consuelo y crean una relación con ellos en sus historias. No se debe subestimar el poder curativo de la fantasía infantil, que se despierta y se acrecienta a través de la naturaleza, las plantas, los animales y el entorno del huerto.

Los niños ejercitan sus habilidades motoras cuando se les permite ayudar a seleccionar las semillas, a asentar los plantones en la tierra, a regar, a escardar y a cosechar. A casi todos les encantan estas actividades, siempre que no sea una imposición. Una de las imágenes más vivas de mi infancia que conservo en la memoria es cómo desgranábamos los guisantes en el huerto de mi madre. Me encantaba abrir las vainas para extraer luego aquellas bolitas verdes. También me gustaba su sabor dulce. De hecho, los recuerdos más hermosos de mi infancia van unidos a aquel huerto. Todo me fascinaba: los bidones de latón con el agua de lluvia, de donde cada día salvaba a toda clase de insectos y escarabajos de morir ahogados; buscar fresas rojas y dulces entre las hojas del fresero, cavar hoyos para encontrar zanahorias maduras, jugar al escondite con otros niños. Cuando me enteré de que los pequeños montículos que yo veía por todas partes eran obra de los topos que hacían pasadizos subterráneos y que además eran ciegos, me quedé muy impresionado y siempre que pisaba aquel huerto me imaginaba un sistema de túneles con una madriguera donde bullía la vida debajo de mis pies. Había dos lugares en concreto que siempre atraían a los niños del vecindario. Uno era el bosque colindante y otro el huerto de mi madre. También los niños se sienten atraídos por el efecto mágico de la biofilia.

Me gustaría obsequiar a mi hijo con el regalo de crecer en un jardín hortelano. De momento, planeo y diseño mi sembrado en el bosque según sus necesidades. Aún no puede andar, pero pronto lo hará. He puesto sus cajas de arena al pie de un viejo cerezo con una enorme copa. Roger Hart, profesor de psicología del medioambiente en la Universidad de Nueva York, reveló en uno de sus numerosos estudios que, en cualquier jardín, el lugar predilecto de los niños para jugar siempre es debajo de un árbol que les dé sombra y debajo del cual haya tierra.[85] Constató que la mayoría de los niños modelan y transforman las zonas de juego en la naturaleza o en el jardín en función de sus necesidades. Construyen pequeñas cabañas de madera y musgo; hacen casas de muñecas, figuras y seres fantásticos que viven en el jardín, casitas en los árboles; montan tiendas, hacen agujeros, confeccionan escalerillas de cuerda y otros artilugios para subir a los árboles, etcétera. Esta aptitud infantil para el juego creativo ayuda a aprender a resolver problemas. Los niños ejercitan sus habilidades motrices y manuales, así como competencias de planificación y trabajo en equipo. Que a nuestros niños se les nieguen espacios

---

85. Dolores LaChapelle, *Heilige Erde heiliger Sex - Ritual und das wirklich «heilige Land»*, pág. 76, Verlag Neue Erde, Saarbrücken, 2011.

naturales y que, en cambio, a menudo crezcan rodeados de juguetes comerciales, videoconsolas, videojuegos y pantallas planas, les impide aprender de manera sencilla y lúdica cosas prácticas como las que derivan del juego creativo en la naturaleza. Un jardín contribuye a reincorporar este aspecto en el desarrollo de nuestros hijos.

Voy a diseñar para mi hijo un recorrido por el que camine descalzo y pueda distinguir varios tipos de superficies naturales con sus pies: hierba, alfombra blanda de musgo, lodo, arena, piedra. Esto agudiza la percepción y el sentido táctil en los pies, a la vez que fortalece la planta del pie y la circulación. Es una conexión con la tierra. Los niños aprenden a percibir el estado del suelo al andar descalzos. Un recorrido de estas características creado con materiales naturales puede incluir un tramo que atraviese un arroyuelo natural o artificial o un estanque con cantos rodados. En ese caso, se convierte a la vez en una cura *Kneipp*, que refuerza el sistema inmunitario.

Si los niños crecen junto a un jardín hortelano, podrán disfrutar de la maravillosa experiencia de morder una hortaliza o una fruta recién cogida y madurada al sol. Serán capaces de distinguir una gran variedad de notas de sabor de las que carecen las hortalizas habitualmente a la venta en el mercado. Para mi hijo voy a plantar variedades antiguas como las que conocían nuestros abuelos. Los tomates no tendrán gusto a agua, sino a tomates de verdad. En la actualidad aún son pocos los consumidores que distinguen estos matices de sabor y no lo digo con sarcasmo. El auténtico sabor a «tomate» no está presente en las hortalizas del supermercado ni de las grandes superficies, puesto que en la producción industrial solo cuenta el beneficio y la resistencia al transporte. Si tiene un huerto, cultive para sus hijos variedades antiguas de cuyas semillas germinará nueva vida el año siguiente, lo que no ocurre en los turbocultivos del mercado. ¿Qué le parecería un magnífico tomate carnoso, rojo sangre, jugoso y de gusto azucarado como el «corazón de buey»? O tal vez la variedad ver-de-amarilla «Green Zebra» que se da también en la variante «Red Zebra», con una envoltura cebrada roja y amarilla. El «Príncipe Negro» es una delicia cuando está maduro; tiene un color rojo oscuro, casi negro, por la licopina, una sustancia anticancerígena que en esta rara variedad está presente en una concentración muy elevada.

El mundo de las variedades antiguas de frutas y hortalizas presenta una diversidad inabarcable en cuanto a colores, for-mas, gustos y matices y en lo sucesivo cabe esperar que siga fascinando incluso a los horticultores más experimentados. Ha llegado la hora de que una nueva generación aprenda a recono-cer y valorar otra vez los tesoros del campo, porque supone la última oportunidad de salvaguardar estos bienes saludables de larga tradición cultural que están desapareciendo a un ritmo vertiginoso para ser sustituidos por los turbocultivos de la in-dustria de las semillas.

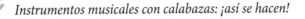

*Instrumentos musicales con calabazas: ¡así se hacen!*

Con las calabazas secas del huerto se hacen maracas para los niños: las hay cortas y esféricas, largas en forma cónica o esas otras con un cuerpo de resonancia enorme y bulboso. Para con-feccionar una maraca son adecuadas todas las variedades de ca-labazas de botella, conocidas también como calabazas de pere-grino. Recolecte las calabazas maduras en otoño. De entrada se tendrá que secar y encoger la esponjosa pulpa de su interior. Para ello cuelgue las calabazas en su hogar, de modo que el aire pueda circular suficientemente alrededor de los frutos. Un lugar encima de un calefactor y, en el caso ideal, una estufa de cerámi-ca, resulta particularmente adecuado. Es muy conveniente que el periodo de secado coincida con la estación en que se caldean las casas, ya que una escasa humedad ambiental es fundamental para el éxito de todo el proceso. Las calabazas no deben tocarse entre sí porque pueden pudrirse.

Durante el secado es casi inevitable que se forme un ligero recubrimiento de moho en la cáscara. No obstante, se puede retirar regularmente con un paño. Lo que hay que evitar a toda costa es que se reblandezcan y empiecen a pudrirse. Durante el proceso de secado, se puede impedir que aparezcan hongos si al principio se raspa la capa exterior de piel que la recubre. Cuando los frutos se secan, las maracas están listas. La pulpa interior se habrá encogido y estará suficientemente seca para que las semillas se desplacen en libertad por el espacio interior que se ha formado y, por tanto, suenen al agitarlas.

Evidentemente, después del secado, las calabazas también pueden convertirse en instrumentos de música un poco más sofisticados como la *kalimba*, que les encanta a los niños. Si le gusta la artesanía, recuerde que siempre puede confeccionar tambores o un sitar, el instrumento de cuerda indio, dado que poseen una óptima caja de resonancia. Existen variedades de calabazas muy alargadas y estrechas que, una vez secas y raspadas, se convierten en un *didyeridú* con un bajo en toda regla y un sonido rico en armónicos. Tradicionalmente, los aborígenes australianos confeccionan sus *didyeridús* con ramas y troncos de los eucaliptos que han sido vaciados por las termitas en el entorno salvaje.

A los niños les encantará tocar instrumentos confeccionados con un fruto que han visto crecer en el jardín. Crea vínculo y es mucho más valioso que cualquier maraca o tambor comprado. Hay muchos objetos de uso diario que se pueden hacer con calabazas: botellas, cucharones, recipientes, figurillas para jugar y elementos ornamentales, entre otros. La creatividad no tiene límites y basta recurrir a Internet para tener al alcance de la mano un sinfín de instrucciones acerca de cómo convertir una calabaza en un instrumento musical o en algún utensilio.

Las calabazas han acompañado a la humanidad durante milenios. Incluso antes de la aparición de la agricultura, hace más de unos cuarenta mil años, según estiman los etnobotánicos, nuestros ancestros ya utilizaban las calabazas como receptáculos para el agua y ciertos alimentos y, además, hacían con ellas sencillos instrumentos musicales y objetos de culto. Los primeros agricultores adaptaron las calabazas al cultivo hace más de diez mil años en Asia Occidental, África y también en América Central y del Sur. Figuran entre las plantas de cultivo más ancestrales de la humanidad. Para los huicholes, en México, las calabazas adquieren una importancia mitológica significativa. Son numerosos los relatos que giran en torno a ellas. Año tras año, desde el día de su nacimiento, los huicholes celebran para sus hijos el ritual de la festividad de los niños, con el fin de que estos establezcan un vínculo con los espíritus de la naturaleza. De este modo les hacen partícipes también de la grandiosa historia de la Tierra y del pueblo de los huicholes. El ritual sirve además para honrar a la «Madre Agua del Este», la creadora de la calabaza y de todas las plantas, protectora de los niños.

Durante todo el día y toda la noche, un chamán relata en presencia del «santo abuelo del fuego» historias sobre el origen del mundo y del lugar sagrado en el que una vez vivieron sus ancestros. Los niños, incluso los bebés, sostienen maracas de calabaza. Todos hacen sonar las maracas para simbolizar con ello las alas adquiridas junto al lugar sagrado del que habla la narración. Se toca el tambor; hay danza y cantos. En un recipiente de calabaza hay agua pura del manantial sagrado y durante toda la noche se preparan al fuego platos a base de calabaza. Los niños pueden dormir y levantarse cuando lo deseen. Las maracas de calabaza, los tambores y los cantos les acompañan en sus sueños y cuando se despiertan, al día siguiente, el ritual continúa y todos disfrutan juntos de los platos elaborados con calabaza.

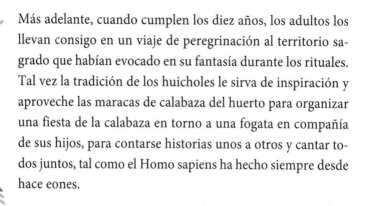

Más adelante, cuando cumplen los diez años, los adultos los llevan consigo en un viaje de peregrinación al territorio sagrado que habían evocado en su fantasía durante los rituales. Tal vez la tradición de los huicholes le sirva de inspiración y aproveche las maracas de calabaza del huerto para organizar una fiesta de la calabaza en torno a una fogata en compañía de sus hijos, para contarse historias unos a otros y cantar todos juntos, tal como el Homo sapiens ha hecho siempre desde hace eones.

Roger Hart, profesor de la Universidad de Nueva York, ha constatado en sus estudios que los niños que crecen junto a un jardín y plantas se manejan mejor en la naturaleza que los que no tienen jardín. Reconocen árboles, arbustos, bayas y flores silvestres. Saben qué bayas y frutos son comestibles y en qué estación del año se pueden recoger. Los «niños de huerto» desarrollan un sexto sentido para las estaciones. Están al corriente de cuándo arranca la estación de la siembra y cuándo empieza la de la cosecha. Son depositarios del valioso e inestimable saber que se les ha transmitido acerca de cómo poder alimentarse de la naturaleza y de su propio trabajo con el azadón. Es la mejor inversión en el futuro de nuestros hijos. Esto les aportará seguridad frente a cualquier crisis.

En lo que se refiere al legado de conocimientos, experiencias y capacidades, el huerto se convierte en un proyecto generacional significativo desde una perspectiva cultural y social. Los niños y las personas mayores se benefician de los huertos hortícolas en la misma medida en que estos y las generaciones venideras se beneficiarán de ellos.

# El oasis de Matusalén: un jardín para los ancianos

*Las personas mayores son como los museos: no importa la fachada,*
*sino los tesoros que albergan en su interior.*
**Jeanne Moreau**, actriz francesa y cineasta, nacida en 1928[86]

Mi abuelo murió con casi noventa años. Era de una época en la que prácticamente en cada casa había un huerto con hierbas aromáticas y hortalizas. A menudo hablaba sobre ello; lamentaba que las personas se apartaran cada vez más de la naturaleza y que los huertos perdieran su función abastecedora de alimentos saludables, conforme se empobrecían para convertirse en un terreno yermo o estéril, en lugar de ofrecer un estimulante espacio de convivencia con la naturaleza dotado de efecto Biofilia. Su jardín, junto a la cabaña de madera donde pasó el otoño de su vida, era un auténtico «huerto silvestre». Cultivó maíz junto a judías verdes porque sabía que estas enriquecen el suelo con nitrógeno. Las plantas de las judías penetran en la tierra en simbiosis con los rizobios, unas bacterias que viven en la superficie de la raíz formando con esta una unidad biológica. El nitrógeno es un metabolito de los rizobios que la planta tiene a su disposición como nutriente y fertilizante. De hecho, es un abono natural ecológico que realiza su función sin necesidad de recurrir a ningún otro producto, sino sencillamente tal y como nos lo ofrece la naturaleza. En el huerto de mi abuelo había maíz y daba grandes mazorcas jugosas y dulces. A cambio del nitrógeno, estas plantas servían a las judías de apoyo para trepar. Con esto, mi abuelo se ahorraba el trabajo de poner tutores. El resultado era que el maíz y las judías verdes crecían asilvestradas en un espacio común. Siempre que florecían las judías, el plantel de maíz se cubría de motas lu-

---

86. *www.zitate.net*

minosas anaranjadas y rojizas. Una tercera planta apropiada para este cultivo mixto es la calabaza. Es compatible con el maíz y la judía y trepa sobre ellos.

En el huerto del abuelo no había ni un solo bancal donde creciera una única clase de plantas. Las hileras de surcos eran algo que a este hombre le traía absolutamente sin cuidado. No obstante, aquella combinación silvestre prosperaba de maravilla y cada año daba una variada y rica cosecha. Apenas había parásitos. La disposición de las plantas no se ajustaba a un trazado lineal o angular propiamente dicho, sino que se había hecho con lógica. Siempre convivían especies que se beneficiaban entre sí y conseguían quitarse de encima a los insectos nocivos unas a otras, además esponjaban el suelo en equipo y lo enriquecían con nutrientes. Las plantas de raíces profundas transportaban las sustancias minerales de las capas más hondas a la superficie. Los insectos útiles colonizaban el jardín y sus alrededores, de modo que el uso de pesticidas era innecesario.

En el jardín de mi abuelo las ortigas se extendían a su antojo. Solía decir que era una buena señal; significaba que el suelo era rico en nutrientes. Recolectaba las ortigas, las hervía y empleaba el brebaje como fertilizante natural. De pequeño, una vez me caí sobre una mata de ortigas y se limitó a decir que era sano. No obstante, me harté de llorar.

Mi abuelo tenía un conocimiento muy profundo sobre el huerto y la naturaleza. Todo cuanto sé acerca de los árboles me lo enseñó él cuando me llevaba de excursión por los bosques. Había realizado una formación en silvicultura y trabajó hasta su jubilación como silvicultor. Durante mi infancia siempre fue un gran acontecimiento para mí y mis amigos participar en sus recorridos por los bancales y por el monte. Entre otras cosas porque nos divertía ver cómo movía las orejas; nos moríamos de la risa. Después, siendo yo un adolescente, le flaquearon las fuerzas y de pronto pasó a ocuparse únicamente de su propio huerto. Mi abuelo no podía caminar, pero durante mucho tiempo se resistió a que lo llevaran en silla de ruedas. Cuando por fin estuvo preparado para asumir ese trance, ya que en adelante iba a ser la única forma en que podría disfrutar del aire libre, solíamos empujar la silla hasta el jardín.

Las personas de edad avanzada y los ancianos llevan consigo un inmenso tesoro de experiencias y conocimientos. Casi todos tienen numerosas historias que contar relacionadas con sus vivencias en la naturaleza. Un día en el huerto con una persona mayor puede ser una experiencia enriquecedora, tanto para ella misma como para sus acompañantes. Si mi abuelo viviera aún, pasaría mucho tiempo con él en mi huerto. Sabría reconocer de antaño algunas variedades antiguas de hortalizas que cultivo ahora; me habría explicado la mejor manera de podar los frutales para aumentar mi cosecha de fruta y cómo cuidar inmejorablemente de los árboles. Me habría dado sus orientaciones desde la silla, diciéndome que cortara una rama aquí y otra más allá con la sierra y las tijeras de podar. Pero como no ha sido así, he tenido que aprender por mi cuenta la poda de los frutales estudiando en los libros.

En los huertos se produce un encuentro generacional. Sobre las plantas se puede hablar largo y tendido; nuestros mayores siempre pueden contar a los jóvenes historias de su vida o transmitirles el legado de sus conocimientos sobre el mundo vegetal y la naturaleza. A los ancianos les sienta bien que afloren estos sentimientos de nostalgia porque fomentan una visión positiva de la existencia.

Precisamente en el otoño de la vida, las personas de edad avanzada pueden encontrar en los huertos una tarea con sentido. Por esta razón, cada vez son más numerosas las clínicas y residencias geriátricas que poseen huertos de hortalizas. Este es un lugar de encuentro social entre las personas mayores y los jóvenes. Los terapeutas de jardín se dedican a los quehaceres del huerto junto a los residentes; siembran con ellos las semillas y plantan hortalizas y arbustos. Conforme los mayores asumen la responsabilidad de su cuidado, también son más capaces de estructurarse la jornada y de vivir esta etapa de la vida colmada de sentido. Sobre estas bases se sustenta la terapia de jardín para nuestros mayores.

Si hay algún anciano en su familia o en su círculo de amigos con quien desee disfrutar del efecto Biofilia en su huerto, o en el supuesto de que sea usted quien haya llegado a una edad avanzada o acaso esté ya próxima, recurra a las mesas de cultivo. Estas tienen la gran ventaja de que no es preciso agacharse para trasplantar, esparcir las semillas, retirar las malas hierbas o recolectar unas sabrosas hortalizas. Hasta las personas en silla de ruedas pueden trabajar en mesas altas; las que se ayuden con un bastón, pueden dejarlo a un lado y apoyarse en el borde de esta. Por eso es muy importante para los mayores que sus flancos estén reforzados con materiales resistentes, como madera o ladrillo. Asimismo, otra ventaja es que admite una capa de tierra rica en humus de considerable espesor. Por debajo suele haber ramas y trozos de corteza a modo de base y sostén. Al ser hondos, los cajones conservan el calor más tiempo que los sembrados a ras de suelo y la temperatura de la tierra no varía tanto entre el día y la noche. Además, durante la estación invernal se hielan más tarde que los cultivos de suelo. Esto no solo se debe a que la tierra del fondo favorece la conservación del calor, sino también a que las capas superiores donde crecen las plantas se encuentran a una oportuna distancia de la superficie del terreno. De ahí que las mesas de cultivo se utilicen también en los huertos ecológicos en el ámbito de la permacultura.

En los huertos terapéuticos es importante que las personas mayores dispongan de suficientes asientos cómodos desde los que puedan ver bien todo el jardín. Así, una vez finalizado el trabajo, se pueden sentar a descansar y disfrutar viendo el resultado de su labor.

Las personas mayores sufren a menudo una agitación interior que se manifiesta, por ejemplo, en un incesante ir de aquí para allá. Médicos y psicólogos lo llaman *wandering*, o «deambulación». En la vida cotidiana, la deambulación se relaciona con un elevado riesgo de caídas y de lesiones. En los jardines terapéuticos es posible controlar esta pulsión por el movimiento trazando un camino de piso firme provisto de una barandilla de madera. Mientras, las innumerables impresiones de la naturaleza contribuirán a mitigar la agitación interna y alentarán la fascinación, el esparcimiento y la relajación.

Friedrich Neuhauser, médico austriaco en el centro geriátrico de Wienerwald, en Viena, me mostró los jardines terapéuticos de su clínica. «¿Cómo podríamos medir de forma rotunda, nosotros los científicos, que los huertos y el trabajo en el jardín ejercen un efecto beneficioso sobre las personas de edad avanzada?», le pregunté. Y este médico especialista y terapeuta de jardín me respondió: «Hemos constatado claramente que los pacientes que participan en nuestras actividades necesitan menos analgésicos y antidepresivos. Es un resultado que satisface incluso requisitos científicos estrictos». Esta actividad ayuda a los pacientes a ejercitar y conservar intactas las habilidades motoras y sus órganos sensoriales. La terapia de jardín cada vez es más apreciada en el ámbito de la salud; y no solo es apta para nuestros mayores, sino para cualquier paciente, independientemente de los grupos de edad, ya sufran trastornos y enfermedades físicos o psíquicos.

## El jardín anticancerígeno:
### un bosque con propiedades curativas en casa

Los jardines son recreaciones de la naturaleza. Podemos incorporar en ellos las propiedades preventivas contra el cáncer de la naturaleza, emulando el medio natural salvaje e incorporando exactamente aquellos elementos naturales que la ciencia ha comprobado que nos mantienen sanos y nos protegen de tumores. No hay mejor modelo que los bosques sanadores. Si tiene un jardín y desea configurarlo de modo que su sistema inmunitario pueda beneficiarse tanto como sea posible y que su organismo absorba allí sustancias anticancerígenas en abundancia, la propuesta que sigue incluye las indicaciones necesarias para conseguirlo. Si no dispone de un jardín, sin duda estas sugerencias podrían servirle de inspiración para trazar un jardín anticancerígeno. Recuerde que, incluso si vive en un edificio, casi en todas partes hay alguna posibilidad de arrendar una parcela de tierra o un jardín; también puede colaborar en un proyecto comunitario en medio de la gran ciudad o encontrar una superficie urbana desaprovechada donde consiga dar rienda suelta a sus anhelos en compañía de otras personas amantes de la biofilia. Un jardín anticanceroso debe estar diseñado de tal manera que actúe tanto en el plano físico como en el mental.

 *Cómo emular un bosque que cura: instrucciones para el trazado de un jardín anticanceroso*

### El modelo bosque

A lo largo de este libro hemos visto ampliamente hasta qué punto el baño de bosque *shin-yoku* favorece nuestra salud. No obstante, ya que es esencial en este apartado, recordaremos lo siguiente: los terpenos que las plantas emiten entre sí para comunicarse son «comprendidos» por nuestro sistema inmunitario y propician un aumento significativo del número y de la actividad de nuestras células nulas, así como de las tres proteínas anticancerígenas más importantes. Ambas son instancias de nuestro sistema inmunitario que participan de forma determinante en destruir las potenciales células cancerígenas. De ahí que desempeñen un papel primordial en la prevención del cáncer. Puede configurar su jardín en un lugar parecido a un bosque, donde el aire que respire sea una especie de bebida curativa. No conseguirá una copia perfecta, porque un jardín nunca puede ser tan complejo como un ecosistema natural, ni tampoco es generalmente tan extenso. Pero, en cualquier caso, puede ser parecido. Como jardín anticanceroso resulta particularmente adecuado el llamado «jardín boscoso». Estos jardines reproducen el ecosistema natural «bosque». Poseen varias zonas de árboles y arbustos, un área de hierbas aromáticas, una capa de raíces y encima plantas trepadoras que se entrelazan desde el suelo con los árboles y arbustos, igual que en el bosque. La gran ventaja de estos jardines forestales es que las copas de los árboles mantienen el aire sano en todo el recinto ajardinado, por lo que retiene más sustancias volátiles, a diferencia de lo que ocurriría a campo abierto. Así sucede también en el bosque: los árboles no solo producen el aire puro que respiramos, sino que además lo retienen dentro de su área. Son los jardines biofilia por excelencia. Ningún otro modelo de jardín lleva más efecto Biofilia a las puertas de nuestra casa.

**La elección de los árboles**

En principio todas las plantas desprenden sustancias secundarias al aire, muchas de las cuales son beneficiosas para la salud cuando las respiramos. Sabemos, igualmente, que los árboles ponen a nuestra disposición una gran cantidad de terpenos anticancerígenos que son un bálsamo para nuestro sistema inmunitario.

Tatsuro Ohira y Naoyuki Matsiu, de Japón, médicos especializados en la terapia de bosque, han demostrado que son sobre todo las coníferas las que emiten mayor cantidad de terpenos saludables al aire.[87] Las siguientes se llevan la palma:

- cedro
- ciprés
- pino piñonero
- pino ponderosa
- pícea
- abeto

A las coníferas les siguen los árboles de hoja caduca. Los médicos japoneses expertos en el bosque han descubierto que los árboles de hoja caduca desprenden muchos terpenos que fortalecen nuestro sistema inmunitario:[88]

- haya
- roble
- abedul
- avellano

Sobre todo cuando disponen de poco espacio recurren a las variedades de porte pequeño de coníferas y árboles de hoja caduca: el pino de montaña o «pino moro», los pinos, las píceas y los abetos enanos, así como enebros y abedules enanos necesitan poco espacio. Los carpes y los avellanos pueden mantenerse de tamaño reducido mediante la poda.

Los frutales como manzanos, perales, albaricoqueros, ciruelos, cerezos, guindos o melocotoneros son adecuados para los jardines anticancerosos por sus frutos, muy ricos en vitaminas. Forman hermosas copas y encajan en dimensiones reducidas porque se les puede dar forma con la poda invernal. Si el espacio es verdaderamente escaso, recurra a los frutales columnares. Este

87. Tatsuro Ohira y Naoyuki Matsui, *Phytoncides in forest atmosphere*, en: Qing Li (Ed.), *Forest Medicine*, pág. 31, Nova Biomedical Verlag, Nueva York, 2013.

88. Tatsuro Ohira y Naoyuki Matsui, *Phytoncides en forest atmosphere*, en: Qing Li (Ed.), *Forest Medicine*, pág. 32, Nova Biomedical Verlag, Nueva York, 2013.

tipo de variedades se adquiere en viveros. Como su nombre indica, se trata de árboles que solo crecen en altura y no forman una amplia copa. Ahorran una gran cantidad de espacio y además presentan una apariencia muy erguida y elegante.

Hasta la fecha nadie ha investigado qué cantidad de terpenos que refuerzan el sistema inmunitario desprenden los frutales. Todas las investigaciones se centran en los árboles de los bosques. No obstante, los especialistas saben que todas las plantas, y los árboles en particular, son una fuente de terpenos.

**La selección de los arbustos**

Los pájaros de la región le agradecerán que elija unos cuantos arbustos que crezcan normalmente en los bosques y en sus linderos. No solo reporta un beneficio a la diversidad de las aves autóctonas, sino que además estos arbustos silvestres crean un auténtico ambiente natural en su jardín forestal. Esto intensificará la sensación del *being-away*, de estar fuera, en un medio agreste, aunque se encuentre en su hogar. También saldrá usted beneficiado si decide invitar a un buen número de pájaros a su casa. En el jardín, su canto contribuirá a su relajación y bienestar, que, como sabemos, es otra forma de prevenir el cáncer. Además, hay muchos arbustos silvestres que dan sabrosas bayas y frutos, ricos en vitamina C, por lo que fortalecen también nuestro sistema inmunitario. Con ellos podrá elaborar confituras y jugos. Gracias a sus flores y a menudo también a su olor aromático, los arbustos nos ofrecen una experiencia holística para nuestros sentidos.

De marzo a mediados de mayo suelo llevarme del bosque o de sus inmediaciones arbustos silvestres, evidentemente con el consentimiento del propietario del terreno. Me encanta elegir nuevos ejemplares para mi jardín e imaginarme cómo se aclimatarán en mi «salón verde». Siempre cuido de tomar ejemplares aislados de grandes masas: primero se dejan al descubierto con la azada las raíces de un pequeño arbusto joven y a continuación se extrae, a poder ser unido a bastante tierra; se coloca el cepellón con las raíces en una bolsa de plástico, haciendo que la planta sobresalga. Una vez en casa, conviene regar abundantemente el cepellón con las raíces y se mantiene la planta a la sombra dentro de la bolsa hasta que se lleve a su sitio definitivo. En la mayor parte de las regiones del centro de Europa encontrará arbustos silvestres con los que atraer a las aves autóctonas a su jardín. He aquí algunos:

- espino blanco o albar (frutos comestibles)
- cornejo macho o corno europeo (flores y frutos comestibles)
- saúco (flores y frutos comestibles)
- serbal (tras la cocción, frutos comestibles)
- avellano (frutos comestibles)
- rosa silvestre (flores y frutos comestibles)
- escaramujo (frutos comestibles)
- falso espino (frutos comestibles)
- endrino (después de las heladas, frutos comestibles)
- sauce cabruno (planta ornamental con «fronda de sauce»)

No es necesario extraer estos y otros arbustos silvestres de su hábitat natural. En los viveros forestales de producción propia podrá adquirir los que son naturales de la zona. Probablemente no los encontrará en los mercados de árboles y en los centros de jardinería.

## La selección de hortalizas, frutales y hierbas aromáticas

Mientras que los árboles de hoja perenne y caduca, junto con los frutales, conforman las capas altas de un jardín de bosque, las hierbas aromáticas y las hortalizas constituyen el manto verde y el estrato de las raíces. Los arbustos de baya se encaraman por las plantas leñosas, igual que en el bosque. En un jardín anticancerígeno, las plantas comestibles poseen un importante efecto preventivo contra esta enfermedad.

Ruediger Dahlke señalaba con justa razón en el prólogo de este libro: «El todo es más que la suma de las partes». Esto es particularmente evidente en la alimentación. Al comer una manzana con todos sus componentes, por ejemplo, usted ingerirá unos diez miligramos de vitamina C. No obstante, el efecto antioxidante de la manzana corresponde a, digamos, unos 2.300 miligramos de vitamina C de gran pureza. Así, lo que determina el índice vitamínico real es la composición general de la «manzana», no la vitamina C por separado.

Se entiende por antioxidante una sustancia capaz de neutralizar en el organismo los radicales libres. Estas partículas de oxígeno con carga negativa pueden ser muy perjudiciales para nuestro cuerpo. Entre otras cosas, dañan el ADN y por esta razón son cancerígenas. Sin embargo, podemos interceptarlas gracias al efecto antioxidante de muchos nutrientes que absorbemos con los alimentos. Como se ha visto en el ejemplo de la manzana, nuestro cuerpo requiere una alimentación equilibrada para mantener una buena salud. Lo que nos protege contra el cáncer no son los comprimidos de más de 2.000 miligramos de vitamina C que produce la industria farmacéutica, sino el conjunto de las manzanas de un jardín anticanceroso, con sus innumerables componentes orgánicos, por mucho que comparativamente la proporción vitamínica sea mucho menor aquí. Un manzano nunca debe faltar en un jardín anticancerígeno. Debido a su composición, todas las variedades de frutas poseen una acción preventiva contra el cáncer parecida a la de la manzana. Y no solo por su acción antioxidante, sino porque la fruta de por sí fortalece nuestro sistema inmunitario. Esto explica que figure entre los alimentos anticancerígenos más importantes. Recuerde que en caso de falta de espacio, puede recurrir a los frutales columnares.

Las bayas se consideran los mayores enemigos del cáncer y los tumores. Están repletas de antioxidantes y otras sustancias anticancerígenas. Por ejemplo, el ácido elágico de muchas bayas neutraliza muchas citoxinas que podrían atacar a nuestro ADN. Este ácido se encuentra en las moras y las frambuesas, especialmente en sus pepitas. Que en la industria agraria se cultiven hasta frambuesas sin pepitas, da muestra de la alienación extrema de que esta es objeto en relación a la naturaleza. Conviene masticar bien las pepitas de las frambuesas de su jardín anticancerígeno con el fin de facilitar la absorción de estas sustancias beneficiosas. En las fresas y arándanos encontramos además ácido elágico en la pulpa. Las avellanas también contienen esta sustancia.

Los pigmentos colorantes rojizos, azulados, violáceos, rosados y anaranjados de muchas bayas y hortalizas también ayudan a prevenir el cáncer. Son las antocianinas. Este grupo de sustancias es doblemente efectivo contra el cáncer. A su acción antioxidante se añade la de inhibir el crecimiento de las células anómalas, impidiéndoles que se propague el ADN dañado.

La licopina, el pigmento rojo de los tomates, es igualmente antioxidante y beneficiosa contra el cáncer. Disfrute de los tomates, tanto crudos como cocinados. Nuestro tubo digestivo asimila mejor esta sustancia en los tomates cocinados que crudos. Por el contrario, los minerales se absorben mejor en los tomates crudos, ya que estos se desnaturalizan con la cocción. Las uvas contienen resveratrol, un antioxidante de orden preferente en el jardín anticanceroso.

Las cebollas, chalotas, puerros y el ajo inhiben el crecimiento de las células cancerígenas potenciales y poseen sustancias que protegen nuestras células. Comer ajo recién machacado es la mejor manera de aprovechar todos sus beneficios, porque de otro modo pierden efectividad. La col y sus parientes son armas igualmente eficaces para defenderse de esta enfermedad, porque contienen numerosos enlaces químicos que interaccionan entre sí al ser ingeridos, generando a su vez la aparición de otras sustancias que nos protegen con gran efectividad frente a esta enfermedad. El sulforafano, uno de estos compuestos de la col, se considera particularmente contundente. Además de las cabezas de col, en los jardines anticancerosos deberían crecer otras hortalizas de esta familia como el brócoli, la coliflor, las coles de Bruselas y los grelos. En cuanto llegue la primavera, plante algunas variedades de col resistentes al frío; serán una fuente de vitaminas, antioxidantes y anticancerígenos también en invierno.

Si abastece en buena medida su huerto con frutales, bayas y hortalizas, no se verá obligado a adquirir en el supermercado alimentos que pueden contener pesticidas perjudiciales para la salud. Esto es un recurso preventivo más, pues el efecto *cóctel* que provoca la mezcla de pesticidas en nuestro organismo es sospechoso de incidir en el vertiginoso aumento de las enfermedades cancerígenas en todo el mundo. Además, en un huerto propio puede plantar variedades que no se encuentran en los colmados.

En los huertos anticancerosos no deberían faltar:

- fruta
- uva
- frambuesas, moras, loganas, bayas tailandesas, pasas japonesas

- mirtilo (muy rico en antioxidantes), arándano rojo
- grosella espinosa
- tomate
- calabaza
- ajos, cebollas, chalotas, puerros
- col verde y grelos (también variedades de invierno)
- brócoli, coliflor, coles de Bruselas
- otras hortalizas de hojas de la familia de la col como el *pak choi*, el *tatsoi*, la *mizuna*, la mostaza *Red Giant* y granate gigante, así como la variedad de col «verde en la nieve» (todas se pueden consumir en ensaladas o cocinadas).

**La disposición del huerto anticanceroso**

Cómo distribuir las plantas anticancerígenas en su jardín hortícola dependerá de su creatividad. Si se ha propuesto trazar un jardín forestal, deberá reproducir las capas vegetales que ofrece el bosque, algo ciertamente factible incluso a pequeña escala.

Plante cierto número de árboles o arbustos de gran tamaño a una distancia de seis a diez metros entre sí. En un jardín reducido, recurra a variedades enanas y árboles columnares o si no evite su excesivo crecimiento mediante podas regulares. Distribuya los arbustos entre los árboles o plántelos a lo largo de los senderos.

Las copas de los árboles no solo desprenden terpenos, sino que también mantienen saludable el aire que se respira en su jardín, enriquecido con efluvios vegetales, tal como ocurre en la floresta. Y, además, protegen estas sustancias de la radiación solar que podría deteriorar parte de ellas.

Un seto de árboles de hoja perenne en el límite de su parcela se esforzará por su parte en mantener el aire puro en el interior del jardín y contener a su vez las partículas nocivas del exterior.

Además, un seto de coníferas es una fuente de terpenos. Los cipreses son apropiados como planta de seto alto y puede alternarse con su pariente la thuja, muy habitual en los jardines delanteros de todo el mundo. Si quiere terpenos, busque el ciprés japonés. También se puede recurrir a algunos de sus parientes, como el falso ciprés *hinoki* o el ciprés híbrido de *Leyland*, fáciles de conseguir en cualquier vivero. Los cipreses alcanzan hasta seis metros de altura. Situados en la linde del área ajardinada, actuarán como una pantalla de hojas siempre verdes para preservar la intimidad y crearán una barrera contra las sustancias nocivas procedentes del exterior, por ejemplo, de la calle. En fincas de grandes dimensiones, son adecuadas otras coníferas ya mencionadas para delimitar el terreno, que según Tatsuro Ohira y Naoyuki Matsui son grandes emisoras de terpenos: cedros, pino piñonero, píceas, pino ponderosa y abetos.

No es necesario cubrir toda la superficie con árboles y arbustos. Plante las plantas leñosas en los bordes, por ejemplo. A su lado coloque arbustos de baya, como las moras, que toleran bien la sombra, para que trepen por ellos. Como ya mencionamos al referirnos a los arbustos silvestres, puede traerse las moras de las zonas umbrías del bosque, donde acostumbran a desarrollarse. Entre los árboles, distribuya como en el bosque mirtilos y arándanos rojos, ambos fabulosos preventivos contra el cáncer. No se debe olvidar añadir tierra para rododendros en el momento de plantarlos en el exterior. A los arándanos azules y los rojos les gusta el estrato ácido. En una zona soleada junto al camino, disponga unas tablas de hortalizas y plantas aromáticas propias del jardín anticanceroso, como las ya mencionadas.

Para aquellos que se hayan dejado inspirar por el capítulo de este libro sobre sexualidad y naturaleza, sepan que un jardín boscoso tupido y protegido de miradas indiscretas con cipreses u otras plantas leñosas como el seto, es particularmente adecuado para ocultar el nido de amor que describí con detalle. El modelo boscoso admite integrar todos los aspectos de la naturaleza humana, por lo que es el jardín anticanceroso por excelencia. Algunos psicooncólogos, esto es, científicos que se dedican a estudiar la mente en relación con el origen del cáncer, suponen que posiblemente las necesidades anímicas o físicas reprimidas representan un factor adicional en la aparición de esta enfermedad. Tener un jardín, y además forestal, satisface de un plumazo necesidades muy distintas, incluso las más arcaicas en tanto que descendientes del Homo sapiens. Con esto habríamos llegado a los aspectos psíquicos, que no deben ser desatendidos en el momento de diseñar un jardín anticanceroso.

**El jardín anticanceroso es un espacio para el alma**

No hay duda alguna de que la mente e incluso la imaginación influyen sobre el sistema inmunitario, como se dice en este libro. Por tanto, también está claro que, en ocasiones, nuestra psique y nuestra vida anímica actúan para protegernos contra el cáncer. De hecho, es el sistema inmunitario quien detecta las células que degeneran y combate los tumores.

Además, en psicooncología está demostrado que incluso el estrés crónico favorece la aparición del cáncer. En cambio, todavía suscita controversias la cuestión de si los miedos, las depresiones y las necesidades reprimidas pueden inhibir el buen funcionamiento del sistema inmunitario hasta el extremo de originar un cáncer. El jardín anticanceroso nos ofrece remedios preventivos para todos estos aspectos psíquicos y sociales. El modelo tipo bosque reduce el estrés y constituye un lugar para satisfacer nuestras necesidades, también nuestra biofilia interna y nuestro anhelo de la naturaleza, de la que somos parte. Al emular un entorno salvaje, recreamos en nuestro propio jardín la sensación de estar lejos, de distanciarnos del ritmo frenético de la vida cotidiana: ¡*being-away*!

Ya he mencionado que es imposible reproducir a la perfección el ecosistema «bosque» en un jardín. Al margen de que casi todos buscamos zonas claras y soleadas, en un jardín tipo bosque las copas de los árboles nunca formarán una cubierta tan tupida como en un bosque. En primer lugar no están suficientemente juntos y, en segundo, las plantas aromáticas y las hortalizas necesitan suficiente luz solar. Las personas también la necesitamos, porque, al igual que las plantas, somos seres de luz. Sin sol nos falta serotonina, la hormona del bienestar, así como vitamina D, necesaria para el cuerpo y la mente.

El hecho de que nuestros jardines forestales carezcan de la espesura genuina de los bosques tiene la ventaja de que van a componer un paisaje que recuerda a la sabana. Los árboles aparecerán dispersos, de modo que podremos mirar a través de ellos. Si esto le recuerda a un capítulo anterior, ha dado usted en el clavo. A nuestro cerebro reptiliano y a nuestro sistema límbico les encantan los jardines boscosos. Estamos rodeados de comestibles, de árboles que nos protegen y nos dan sombra, a los que podemos trepar y donde construirnos una casita. Vemos entre ellos y tenemos una vista panorámica del entorno. Desde la perspectiva de nuestro sistema de alarma evolucionista, no hay que temer peligros provenientes de la espesura. Todos estos factores crean las mejores condiciones para que conectemos las áreas de nuestro cerebro arcaico en modo relajación y apaguemos las reacciones afectivas de lucha y huida. En consecuencia, los jardines forestales también tienen «efecto» sabana.

Haga su jardín anticanceroso aún más relajante con elementos paisajísticos que atenúen el estrés. Si posee un manantial, construya un pozo que alimente una fuente de aguas murmurantes. Permita que esta se convierta en un arroyo para el sosiego y encauce nuevamente las aguas subterráneas hacia la tierra. Es un circuito ecológico en el que no se pierde ni una gota.

También puede construir un pequeño estanque de características naturales que esté alimentado por aguas subterráneas y rodeado de hermosas plantas acuáticas y de ribera, tan estimulantes para los sentidos. En la mayoría de los terrenos el agua subterránea está suficientemente cerca como para llevar a cabo un proyecto de estas características. No obstante, si no tuviera acceso a aguas del subsuelo, y siempre que el agua le resulte relajante, ponga un punto de agua. Recoja regularmente el agua de lluvia y la de los canalones del tejado y llene con ella el punto de agua. En la permacultura, un tipo de horticultura en armonía con la naturaleza, los hortelanos ecológicos instalan sistemas de tubos que discurren justo por debajo de la superficie del suelo. Estas tuberías conducen el agua de lluvia desde los canalones del tejado y las pozas donde se almacena el agua hasta el estanque. Es un modo muy ecológico de crear un sistema de agua corriente. En los periodos de sequía tendrá que recurrir al agua del grifo. Coloque asientos alrededor del agua para meditar, poner en orden sus pensamientos o para abstraerse, tocar música, escribir y encontrarse con otras personas. Su jardín forestal puede ser un salón verde como el de Ruediger Dahlke en Bali. Diseñe el área ajardinada en función de sus necesidades, tal como haría con el salón de su casa. Ponga plantas con flores que le gusten. El esplendor floral de los frutales es un regalo para la vista. Las lilas y el saúco desprenden una embriagadora fragancia dulce. Las rosas florecen desde la primavera hasta el otoño en una gran variedad de colores y nos recuerdan inconscientemente el abrigo del seno materno.

En la universidad del estado de Kansas, Estados Unidos, unos investigadores han descubierto que los geranios en flor rojos actúan positivamente en la recuperación de las mujeres con estrés emocional. Los electroencefalogramas y otros métodos de medición así lo han demostrado. En los hombres, el esplendor de las flores no incide en el equilibrio emocional ni atenúa tanto el estrés como en el caso de las mujeres. Los científicos de esta misma universidad corroboraron que tanto la apariencia como el perfume de la lavanda habían provocado una clara disminución de las ondas beta en el cerebro de los individuos que habían participado en este experimento. Las ondas beta se asocian con la concentración, pero también con el estrés, el nerviosismo y las preocupaciones. Y su actividad no contribuye a la relajación precisamente. Sin embargo, la lavanda no solo redujo las ondas beta, sino que también hizo aumentar los índices de relajación. Una vez más, el efecto fue más intenso en las mujeres que en los hombres, según las mediciones. Pero los hombres no tienen que tirar la toalla: también de la universidad del estado de Kansas ha llegado la prueba de que contemplar las flores en el jardín ayuda a los hombres a sobreponerse al miedo.[89] Y un detalle interesante de paso: en este mismo estudio resultó que las flores e incluso los arreglos florales mitigan la competitividad masculina.

La selección de plantas de las que quiere disfrutar en su jardín es un acto creativo que depara alegría. Sopese con tranquilidad qué arbusto, qué planta vivaz, qué flor va a poner en cada sitio para potenciar la experiencia sensitiva de relajarse en el jardín.

No debería faltar un quemador o un punto de fuego. Que la fogata siempre ha sido un lugar de encuentro social y un «canal que abre las puertas del alma» desde la prehistoria, es algo a lo que ya he aludido varias veces. «Lamento profundamente que las gente no tenga ya un fuego de verdad en casa. No entiendo cómo se puede vivir así», decía la autoabastecedora británica Jane Faith mientras atizábamos juntos un fuego en su paradisiaco jardín. Junto a una hoguera, el alma se reconforta

89. Renata Schneiter-Ulmann (Ed.), *Lehrbuch Gartentherapie*, págs. 123-124, Verlag Hans Huber, Berna, 2010.

a la caída de la tarde; puede disfrutar de la danza de las llamas con sus seres queridos, contar historias a sus hijos o tocar música con amigos o familiares. A algunas personas les sirve de ayuda escribir en un papel experiencias y pensamientos desagradables y dejarlos atrás entregándolos a las llamas. Eso no quiere decir que sea una panacea para resolver conflictos internos o sociales, pero el acto en sí mismo nos predispone simbólicamente a soltar lastre. Es un ritual de higiene mental que algunos practican con satisfacción y otros no. Personalmente, el ritual de quemar recuerdos, pensamientos y conflictos me aporta poco. No obstante, mientras realizaba mis investigaciones para este libro, muchas personas me contaron que esta acción simbólica les servía para aclararse consigo mismas y con los demás. Sea como sea, el fuego es una experiencia anímica, una necesidad arcaica del ser humano que, sin importar si uno es joven o viejo, atenúa el estrés y desencadena fascinación.

Así hemos dado con otra palabra clave, puesto que la fascinación es otro aspecto mediante el cual nuestro jardín anticanceroso influye sobre nuestra mente. Ya sabemos que la fascinación regenera nuestras capacidades mentales, distrae nuestra atención de los problemas e incluso de los dolores y le concede a nuestro cerebro un respiro para apearnos del carrusel continuo de nuestros pensamientos. En un caso ideal, la fascinación del jardín desencadena el efecto de *flow*, conectándonos por completo con las impresiones que nos transmiten nuestros sentidos. Ponga en su jardín elementos que despierten su fascinación. Personalmente me fascina, por ejemplo, la indecible variedad de insectos que hay en mi jardín. En verano no hay un solo día en el que no me cautive una mantis religiosa con su grácil aspecto marcial. Cada día me seducen las libélulas con su espléndido manto colorido en el que centellean todos los matices del arco iris. Viven en un pequeño estanque que yo mismo he construido. Estos raros insectos, que en parte ya están amenazados de extinción, llegarán por sí solos a su jardín. Gracias a la diversidad de plantas, árboles y arbustos, así como a los numerosos nichos ecológicos que allí se generan, un jardín salvaje ofrece a estas diminutas criaturas un espacio vital mucho más completo que un estéril jardín ornamental. Con ello estará realizando su aportación ecológica a la biodiversidad y su jardín se convertirá en un auténtico ecosistema. Si deja crecer alta la hierba en algunos lugares del prado, cortándola solo en primavera y en otoño, brindará también refugio a las mariposas. Es aconsejable esparcir una mezcla de semillas a base de hierbas y flores silvestres. Más tarde sus sentidos serán recompensados con colores y fragancias y el fenómeno de la fascinación inherente a la naturaleza se dará en su jardín por sí solo.

Si desea atraer a algunos animales útiles, construya un murete de piedra seca en un lugar soleado que pueda brindar albergue a abejas silvestres, coleópteros y lagartijas. Estos animales mantendrán a raya a los parásitos y protegerán sus hortalizas y frutales. Coloque un tronco de árbol y raíces viejas del bosque en el jardín. Esto no solo refuerza el ambiente forestal y le proporciona asientos naturales, sino que además servirán de cobijo a los insectos útiles.

Coloque símbolos personales que sean referentes de su propia historia o de sus objetivos. Acondicione diferentes áreas, acordes con sus distintos estados de ánimo. Puede dibujar símbolos o escribir palabras en las piedras, de modo que estas le digan algo en determinadas situaciones. Una vez estuve en el jardín de una clínica para pacientes de cáncer; en un lugar tranquilo alguien había escrito sobre una piedra la palabra *Hope*, esperanza. Pacientes y visitantes podían sentarse allí para disfrutar del silencio. En otro sitio crecía un viejo y nudoso abedul. En su corteza estaba grabado *Strength*, fortaleza. Expresarse de una forma creativa en el jardín anticanceroso implica necesariamente un mimetismo. Así, usted será parte del jardín y viceversa. Será un lugar de fuerza para el alma, la mente y el cuerpo, una especie de Eldorado para la regeneración y el alivio del estrés, un lugar donde retirarse lejos de la vorágine de la vida cotidiana y de las cargas de la vida profesional. Su sistema inmunitario se beneficiará de ello.

**Un consejo más**

Siguiendo el ejemplo del ecosistema «bosque», recubra los arbustos de bayas, las hierbas aromáticas y las hortalizas con una capa de mantillo natural a base de hierba, heno y paja de unos diez centímetros de grosor. Esto contribuye a mantener la humedad del suelo, por lo que tendrá que regar menos. Cuando el sol es muy intenso, el mantillo protege el suelo del fuerte calor y la sequía y también del frío por las noches. Cuando llueve copiosamente, el mantillo fija la tierra e impide la erosión. De este modo ni el material del suelo ni los nutrientes serán arrastrados por el agua. Al igual que en el bosque, una capa de hojarasca suplementaria favorecerá la vida del suelo e invitará a la aparición de lombrices de lluvia. La profusión de vida existente por debajo de esta cobertura emite a su vez terpenos al aire. La naturaleza ya sabe por qué en sus ecosistemas, a excepción de los desiertos, no hay suelos desnudos ni áridos. Todas las ventajas de la capa de hojarasca del bosque pueden extrapolarse a un jardín gracias al acolchado del suelo.

# El jardín: un puente hacia otro mundo. Morir en el jardín

*Morir significa para mí, que soy una ínfima parte del amor,*
*que regreso a la fuente común eterna.*

Cita de *Guerra y Paz* del escritor
ruso León Tolstoi (1828-1910)[90]

Me gustaría tener derecho a morir el día que yo lo desee, decía el actor austriaco y cabaretista Roland Düringer en una de nuestras conversaciones para el libro «*Leb wohl, Schlaraffenland*». No quiere abandonar este mundo siendo dependiente de una máquina para respirar ni que le prolonguen la vida de forma artificial. Me gustaría morir en un lugar de mi agrado. «No he podido elegir donde nací, si no hubiera elegido otro lugar que no fuera el Kaiser-Franz-Josef-Spital de Viena. Pero no quisiera ir a un hospital. Preferiría que fuera en el bosque.»

Ephraim Kishon, el escritor israelí con raíces húngaras dijo: «No me siento viejo por tener muchos años a mis espaldas, sino por los pocos que tengo por delante». Kishon vivió del 1924 al 2005. Los psicólogos dicen que pasamos la mayor parte de nuestra vida en la «ilusión de la inmortalidad». Muy a menudo no somos conscientes de nuestra transitoriedad. Es un mecanismo de protección de nuestro cerebro. Tal vez saborearíamos más la vida y sus valiosos instantes si no perdiéramos de vista en la vida cotidiana que somos efímeros y viviéramos cada momento como si fuera el último. «¿Por qué nos da tanto miedo morir si ya lo han hecho todos antes que nosotros?» se preguntaba ante su hijo el escritor italiano Tiziano Terzani, encarnado por Bruno Ganz en la película *El fin es mi principio*. La película muestra el final de la vida de Terzani. «Si te paras a pensarlo, y es un hermoso pen-

---

90. *www.zitate-aphorismen.de*

samiento que muchos se han planteado antes, la Tierra en la que vivimos es en el fondo un gigantesco cementerio. Un cementerio inmensamente mayor que todos cuantos han existido. Si empezáramos a excavar, encontraríamos huesos pulverizados por todas partes, los vestigios de la vida. ¿Puedes imaginarte cuántos miles de millones de criaturas han muerto en el planeta?» Tiziano Terzani hace una pausa antes proseguir: «Todos están aquí».

Terzani murió en julio de 2004 a los sesenta y seis años de edad, en su cabaña de los montes Apeninos, junto al jardín, en compañía de las plantas, los animales y su familia.

No solo el entorno natural es un gran cementerio que ha dado acogida a todos cuantos han vivido. También en el jardín, la vida y la muerte están presentes por todas partes. En el jardín, aprendemos de la naturaleza el ciclo de la vida. Las plantas germinan de las semillas, crecen y florecen, se marchitan y mueren. Sus restos regresan a la tierra para alimentar a las generaciones venideras y sus descendientes siguen viviendo. Hasta el árbol más viejo e imponente un día desaparecerá. Los animales comparten con nosotros el mismo destino. Todos los seres vivos vamos en el mismo barco. El árbol de la inspiración de Michael Jackson, que él llamaba el «árbol del talento», aunque sea muy vigoroso y le queden muchos años de vida aún, no perdurará para siempre. En algún momento la corriente vital de su tronco dejará de fluir, su savia se consumirá y morirá. Del mismo modo que todos nosotros, este árbol no abandonará este mundo sin dejar huellas. Era parte del alma del rey del pop, ha influido en su obra y se ha perpetuado en muchos de los éxitos de esta estrella. La vida es relación. Los hijos de Michael Jackson seguirán cuidando el árbol que representa al mismo tiempo la memoria a su padre fallecido. Nadie abandona este mundo sin dejar huellas.

Un jardín es, al igual que el medio natural, un lugar de vida y de muerte, de renacimiento y transformación, de crecimiento y cosecha. Los jardines simbolizan el curso de la vida. La biofilia, el amor hacia la vida, debe reconciliarse también con la muerte al final, ya que forma parte de esta. Nadie vive sin morir. En este punto todos los seres somos iguales.

Personalmente, también me gustaría morir en el bosque, igual que Roland Düringer. Y me gustaría sentir hasta el último aliento que soy parte de la gran red de la vida planetaria; quisiera solidarizarme en la muerte con todos los seres vivos del jardín que han hecho el mismo camino que yo. Rodeado de vida en su jardín, Tiziano Terzani se maravillaba hasta el último instante de su vida del gran enigma de la naturaleza: «¿Quién mantiene todo esto unido? ¿Quién o qué? ¿Quién hace que canten los pájaros? Existe un ser cósmico, y si has sentido que formas parte de él, ya no necesitas saber nada más». Terzani murió con una certeza: «El fin es mi principio. Lo que ahora tengo por delante es quizá lo más nuevo que me haya ocurrido nunca. Por eso, en realidad, la muerte es la única cosa nueva que me puede suceder».

Nuestro último viaje es también un misterio sin desvelar, igual que la naturaleza y la vida en sí. «Nosotros viviremos, solo el tiempo muere», dijo el escritor alemán, nacionalizado estadounidense, Erich Maria Remarque, que nació en 1898 y para quien el tiempo murió en 1970.

Independientemente de si uno es o no religioso, de si cree en una conciencia atemporal o de si espera que la muerte del cerebro lleve consigo el final del propio ser, despedirse en un jardín lleno de vida puede hacer más fácil dejarse ir. Cuando se trata de muerte y de despedida, o de aceptar una enfermedad que es incurable, estos jardines sanadores pasan a convertirse más bien en verdaderos espacios para el alma. Al menos cuando en el plano físico ya no es posible la curación. En Estados Unidos, los diseñadores de jardines John Siegmund y Tom Runa se propusieron la tarea de trazar un jardín para las personas próximas a la muerte. Sus jardines para moribundos de la Bonner Community Hospice en Sandpoint, Idaho, no son los únicos en su género. Este tipo de centros con jardines existen en todo el mundo. Un centro de cuidados paliativos es una institución donde reciben cuidados y asistencia las personas con enfermedades terminales. Allí el trabajo consiste en acompañar a los moribundos. Las personas que son asistidas pertenecen a todos los grupos de edad. Pueden ser niños, personas de mediana edad, o bien de edad avanzada en el ocaso de su vida.

Los jardines para moribundos de la Bonner Community Hospice en Idaho, diseñados por John Siegmund y Tom Runa, fueron financiados en su totalidad gracias a donaciones. Se inauguraron en el año 2004. Dado que un jardín para moribundos plantea exigencias muy especiales en cuanto al diseño, este integra ciertos elementos que no se ven en otros. Estos paisajistas planificaron una capilla construida con madera, piedra y otros materiales naturales, que se integraba en el jardín de tal manera que parecía emerger de la tierra. Está rodeada de árboles que extienden su protectora copa por encima de su techo, y un mar de magníficas flores crece en su derredor. La capilla está configurada de modo que puede acoger a las personas que profesan cualquier religión y confesión religiosa. Es una capilla interreligiosa e intercultural. El jardín incluye asimismo un espacio aparte para la meditación, así como varios espacios al aire libre, donde uno puede abstraerse y meditar. El director del centro, Gene Tomt, describió la filosofía conceptual de este jardín para moribundos así: «Queríamos crear un santuario paisajístico para la concentración, la sanación y la memoria, para las personas de todas las creencias y convicciones vinculadas a nuestra clínica».[91]

---

91. Clare Cooper Marcus y Naomi Sachs, *Therapeutic Landscapes - An evidence-based approach to designing healing gardens and restorative outdoor spaces*, pág. 172, Wiley, Hoboken, 2014.

El jardín en Idaho ofrece un lugar de consuelo y de bienestar que contrasta con las prácticas clínicas habituales con las que se enfrentan a menudo los enfermos y los moribundos. En el diseño del jardín, Siegmund y Runa prestaron suma atención a las líneas de la naturaleza y del medio salvaje. El jardín es una parcela de naturaleza que se cultiva. Quien se adentra en él, se entregará a un intenso viaje sensitivo que le llevará de un área a otra, aunque en cada uno de estos sectores se aborden determinados temas en torno a la vida y la muerte mediante elementos artísticos y simbólicos.

Además, la naturaleza ya ofrece de por sí suficientes posibilidades para reflexionar sobre el nacimiento y el ocaso de la vida. Ninguna planta, ni tan siquiera el árbol más añoso y majestuoso, vivirá siempre. Todos los seres vivos compartimos ese destino. Este aspecto no puede descuidarse en un jardín de estas características. Tiene algo que ver con la solidaridad entre los seres humanos. Se trata de compartir la experiencia de la mortalidad. En los jardines de un centro para pacientes terminales la futilidad de todos los seres vivos que crecen, florecen, reptan, trepan, cantan, meditan y tocan música no es un tema tabú, sino parte del paso natural por la Tierra.

En algunos sectores del jardín, la memoria se sitúa en el centro de atención, el recuerdo a los seres humanos que han abandonado este mundo. Allí hay grabados sobre piedra y metal nombres y símbolos, poemas y mensajes de amor.

Toda su configuración es un reflejo de calma y quietud, al tiempo que resalta los aspectos de la fortaleza y la constancia. Así, el parque está cuajado de imponentes árboles y se asemeja a un paisaje forestal con claros abiertos en los que florecen hermosas plantas. Uno encuentra una cascada, arroyos y superficies de aguas tranquilas. Para la comunicación y la compañía, existe también una casa de té.

El jardín es frecuentado por pacientes de todos los grupos de edad, así como por sus familiares, amigos y el personal de la clínica. Dado que este privilegiado centro no es únicamente un lugar de duelo y pesares, también se celebran en él bodas, festejos y se dan conciertos. No se trata de un jardín para «víctimas» ni para lamentaciones.

Cualquier persona que se acerca a la muerte vive esta fase como una especie de tránsito hacia lo desconocido, hacia lo incierto. Por eso, este parque para personas que van a morir en Idaho integra también elementos que van más allá de lo cotidiano, es decir, que trascienden. La muerte es todo menos una experiencia cotidiana, es, tal como expresaba Tiziano Terzani, la última cosa nueva que una persona puede volver a experimentar en su cuerpo.

El *being-away*, estar fuera, es en general una parte importante de la convivencia con la naturaleza que hace bien al alma. Ya me he referido a ello varias veces a lo largo de este libro. Los jardines para moribundos ofrecen a los pacientes la posibilidad de distanciarse de las cargas de la vida diaria. Ningún jardín para moribundos se parece al de un hospital. El jardín de la clínica trazado por John Siegmund y Tom Runa en Idaho tampoco lo parece.

El sentido del oído es el último que desaparece durante el proceso de la muerte. Dicho de otra manera, de todos los sentidos, el oído es el que permanece más tiempo activo ante la muerte. Por ese motivo, para los moribundos son de gran importancia los sonidos que oyen de fondo. Si los sonidos tranquilizantes son muy importantes en todos los jardines sanadores, en los de los centros para pacientes terminales esta es una cualidad que podemos decir tranquilamente que es esencial. Los sonidos de la naturaleza consiguen apaciguarnos y relajarnos. Las personas que hacia el final de su vida se plantean ingresar en un centro de estas características desean ser conscientes en tanto sea posible de que mueren allí, en el jardín, y no en la cama de un hospital. Los sonidos que tienen un efecto tranquilizador están suficientemente representados en los jardines para moribundos de Idaho: el canto de los pájaros o el de los grillos, las suaves cascadas, las hojas susurrantes y la hierba mecida al viento o el sonido del viento silbando a través de las copas de los árboles. Como el murmullo del agua que corre es especialmente tranquilizante, los visitantes pueden oírlo desde cualquier lugar del jardín.

Si en un día lejano muero en mi jardín forestal, será el sentido del oído el que permanezca activo durante más tiempo. El canto de los pájaros me acompañará en la muerte, en la experiencia más novedosa de mi vida.

Tal vez, para acabar, sea oportuno traer a la memoria una cita del poeta alemán del siglo XVIII, Matthias Claudius: «Como una hoja cae del árbol, así cae un hombre de su mundo. Los pájaros siguen cantando».

# GRACIAS

Este libro se ha enriquecido con el prólogo del médico y escritor de libros especializados doctor Ruediger Dahlke. Mi más sincero agradecimiento por su aportación, que he recibido con una gran alegría.

Quisiera darle las gracias al etnobotánico y también escritor doctor Wolf-Dieter Storl por nuestras inspiradoras conversaciones, su hospitalidad y su valioso *feedback* hacia mi manuscrito.

Al doctor Thomas Haase, rector de la Escuela Superior Agraria y de Pedagogía medioambiental, le doy las gracias por la lectura del manuscrito antes de la fecha de su impresión y por su constructivo *feedback*.

A los colaboradores de la editorial Edition-a les expreso mi reconocimiento: gracias por vuestra implicación y vuestro trabajo, que han hecho posible la aparición de este libro.

Una muestra de agradecimiento muy especial y entrañable para las numerosas personas a quienes he entrevistado por aportar un valor añadido a este libro con descripciones llenas de autenticidad sobre sus experiencias con la naturaleza.

*Last but not least:* quisiera agradecer a mis queridos lectores que hayan depositado su confianza en mí y espero que disfruten con la lectura de este libro.

# ECOSISTEMA DIGITAL

NUESTRO PUNTO DE ENCUENTRO

## www.edicionesurano.com

**2 AMABOOK**
Disfruta de tu rincón de lectura y accede a todas nuestras **novedades** en modo compra.
**www.amabook.com**

**3 SUSCRIBOOKS**
El límite lo pones tú, **lectura sin freno**, en modo suscripción.
**www.suscribooks.com**

DISFRUTA DE 1 MES DE LECTURA GRATIS

**1 REDES SOCIALES:**
Amplio abanico de redes para que **participes activamente**.

**4 APPS Y DESCARGAS**
Apps que te permitirán leer e **interactuar con otros lectores**.

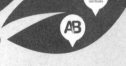